中西医结合内科副主任/主任医师职称考试冲刺押题试卷

主　编　郑　艳　高博文　高海艳
副主编　张超越　刘紫薇　张秦祥
　　　　刘姿杉　庞家敏　姜　蔚

辽宁科学技术出版社
LIAONING SCIENCE AND TECHNOLOGY PUBLISHING HOUSE
拂石医典
FU SHI MEDBOOK

内容简介

《中西医结合内科副主任/主任医师职称考试冲刺押题试卷》为全国高级卫生专业技术资格考试辅导丛书之一。本书针对中西医结合内科高级职称考试历年考点，共设计了十二套模拟试卷，并对大部分试题进行了精炼的阐释与解析，条理性强，重点突出，以便考生对自己掌握的知识体系进行系统、科学的评估，有助于拾遗补缺和自我检测。

本书为参加中西医结合内科副主任/主任医师职称考试的必备参考用书。

图书在版编目（CIP）数据

中西医结合内科副主任/主任医师职称考试冲刺押题试卷 / 郑艳，高博文，高海艳主编．—沈阳：辽宁科学技术出版社，2021.9

ISBN 978-7-5591-2170-7

Ⅰ.①中…　Ⅱ.①郑… ②高… ③高…　Ⅲ.①中西医结合-内科学-资格考试-习题集　Ⅳ.①R5-44

中国版本图书馆CIP数据核字（2021）第162745号

出版发行：辽宁科学技术出版社
北京拂石医典图书有限公司
地址：北京海淀区车公庄西路华通大厦B座15层
联系电话：010-57262361/024-23284376
E-mail：fushimedbook@163.com
印 刷 者：三河市双峰印刷装订有限公司
经 销 者：各地新华书店

幅面尺寸：185mm×260mm
字　　数：325千字　　印　　张：13.75
出版时间：2021年9月第1版　　印刷时间：2021年9月第1次印刷

责任编辑：李俊卿　　责任校对：梁晓洁
封面设计：潇　潇　　封面制作：潇　潇
版式设计：天地鹏博　　责任印制：丁　艾

如有质量问题，请速与印务部联系　联系电话：010-57262361

定　　价：55.00元

中西医结合内科副主任/主任医师职称考试应试必读

目前，高级专业技术资格采取考试和评审结合的办法取得。高级卫生专业技术资格考试实行各省区独立组织、独立命题、自主确定合格标准的考试制度，已经覆盖临床医学、药学、护理、医技等各科室的100多个专业。

一、卫生高级职称考试报名条件

（一）主任医（药、护、技）师

1. 医学中专毕业，在县及以下基层医疗机构工作，受聘副高职务满七年。
2. 医学大学专科毕业，受聘副高职务满七年。
3. 医学大学本科毕业及以上学历，受聘副高职务满五年。

（二）副主任医（药、护、技）师

1. 医学大学专科毕业，在县及以下基层医疗机构工作，从事主治（管）医（药、护、技）师工作不少于七年。
2. 医学大学本科毕业，从事主治（管）医（药、护、技）师工作不少于五年。
3. 取得临床医学硕士学位，从事主治（管）医（药、护、技）师工作不少于四年。
4. 取得临床医学博士学位，从事主治（管）医（药、护、技）师工作不少于二年。
5. 临床医学博士后人员在完成博士后研究工作、出博士后流动站前。

（三）破格条件

符合下列有关条件，申报副主任医（药、护、技）师、主任医（药、护、技）师任职资格不受上述学历和任职年限的限制：

1. 获自然科学奖、国家发明奖、国家科技进步奖的主要完成人。
2. 获省部级科技进步奖二等及以上奖的主要完成人。

二、高级卫生专业技术资格考试简介

1. 高级卫生专业技术资格考试报名时间

高级卫生专业技术资格考试报名时间由各地卫生部门安排，全国不统一时间。

2. 考试内容

主要考核考生应知应会的本专业及相关知识（专业知识与相关专业知识）、国内外发展现状和趋势（学科新进展），以及常见病、复杂疑难病例分析（本专业病种及专业实践能力）等。不指定考试复习用书。

3. 高级卫生专业技术资格考试专业设置

专业知识和专业实践能力考试共设置100多个专业。报考人员报考专业和级别必须与申报评审专业和级别相一致；报考有执业资格要求的，所报考的专业须与本人执业类别、执业范围相一致；报考护理专业，要有护士执业证书。凡报考专业与申报评审专业不符或与执业类别、执业范围不一致的考试成绩，不作为申报评审的依据。

申报评审中医各专业的人员除按《考试专业目录》现有的对应专业或相近专业报考外，其他无对应或相近专业的一律报考“中医内科”专业；申报评审中西医结合各专业的人员除按《考试专业目录》现有的对应专业或相近专业报考外，其他无对应或相近专业的按照西医所设置的对应专业报考。

4. 高级卫生专业技术资格考试形式和题型

全部采用人机对话形式，考试时间为 2 小时（卫生管理单独加试 1 小时）。

（1）副高：单选题（含共用题干单选题）、多选题和案例分析题三种题型。

（2）正高：只包括多选题和案例分析题两种题型。

5. 人机对话考试的特点

与纸笔考试不同的是，在人机对话考试中的某些特定情形下，考生作答操作是“不可逆”的。在进行“单选题”的测试过程中，考生是可以随时查看、修改此题型内任何一题的选择答案的，而一旦确认完成作答、进入新的题型时，考生将不能退回到前一测试题型（“单选题”）进行查看和修改答案。对每道案例分析题，只有完成前一个问题才能看到下一个问题，并且在确定进入下一个问题后是无法对前面问题的作答进行查看和修改的（如当确认完成“第 1 问”，进入“第 2 问”后，考生无法查看或修改其“第 1 问”的选择）。

人机对话考试主要测试考生在临床环境中对知识的应用能力，而不是对书本的死记硬背。试题题干内容多数以病例描述为主，考生通过阅读病例，在病例中提取重要信息，然后进行分析诊断作答。因为题目比较灵活，如果概念模糊就容易出错，得分也不会高。

6. 高级卫生专业技术资格考试总分及分数线

总分 100 分。每个地区的合格分数线并不相同，分数线根据每个地区当年的具体规定比例制定。

三、考试题型介绍

（一）单选题（每题 1 个得分点）

以下每道考题有 5 个备选答案，请选择 1 个最佳答案。

2. 善于宣痹止痛，可治瘀血阻络之关节疼痛的是

   A. 血府逐瘀汤

   B. 通窍活血汤

   C. 膈下逐淤汤

   D. 少腹逐瘀汤

   E. 身痛逐瘀汤

（二）多选题（每题 2 个得分点）

以下每道考题有 5 个备选答案，每题至少有 2 个正确答案，多选、少选、漏选均不得分。

3. 下列方剂中麻黄、杏仁同用的是

   A. 小青龙汤

   B. 麻黄汤

   C. 三拗汤

   D. 华盖散

E. 桂枝汤

（三）共用题干题（每个提问有 1 个得分点）

以下每道考题有 2 ~ 6 个提问，每个提问有 5 个备选答案，请选择一个最佳答案。共 15 ~ 20 问，注意总计有多少个提问，就得多少分(15 ~ 20 分)。

(1 ~ 3 题共用题干)

女性患者，34 岁。长期使用降压药物肼苯哒嗪，后皮肤出现皮疹，颧部红斑，对称性关节痛。查血显示血红蛋白、血小板、白细胞均有所下降，尿蛋白（ + ），血 ANA（ + ），抗 dsDNA（ + ），中医症见神疲乏力，畏寒肢冷，口干，小便短少，两腿浮肿。

1. 最可能的诊断是
   A. 类风湿关节炎
   B. 过敏性皮炎
   C. 过敏性关节炎
   D. 系统性红斑狼疮
   E. 继发性血小板减少症
2. 该患者当前阶段的治疗最适宜的是
   A. 小剂量糖皮质激素
   B. 激素冲击疗法
   C. 免疫抑制及治疗
   D. 抗感染治疗
   E. 大剂量甲泼尼龙
3. 该患者的中医证型为
   A. 气营热盛
   B. 阴虚内热
   C. 热郁积饮
   D. 脾肾两虚
   E. 气血亏虚

（四）案例分析题

每个案例至少有 3 个提问，每个提问有多个备选答案，其中正确答案有 1 个或几个，每选择一个正确答案得 1 个得分点，每选择一个错误答案扣 1 个得分点，扣至本提问得分点为 0。注意：总计有多少个正确答案，就得多少分（15 ~ 20 分）。

(1 ~ 3 题共用题干)

患者，男性，50 岁。大便次数增多 3 天，日十余次，腹痛肠鸣，便下白黏冻及烂肉样物，发热恶寒，纳可。体温 38.2℃，血红蛋白 69g/L，血沉 55mm/h，大便化验有红白细胞，未培养出细菌。结肠镜见黏膜血管纹理模糊，黏膜充血、水肿、出血。

1. 该患者的诊断为
   A. 轻型溃疡性结肠炎（UC）
   B. 重型 UC
   C. 中型 UC

D. 细菌性痢疾

E. 大肠癌

F. 克罗恩病

2. 其治疗方案选择

A. SASP

B. 泼尼松

C. 静脉注射甲泼尼龙

D. 氨苄青霉素

E. 输血

F. 补液

G. 喹诺酮类

3. 西药治疗 10 天后患者无明显好转，遂寻求中医治疗。此时证见腹泻，脓血便，里急后重，腹痛灼热，发热，溲赤，肛门灼热，舌红苔黄腻，脉滑数。其首选方剂为

A. 参苓白术散

B. 痛泻药方

C. 驻车丸

D. 芍药汤

E. 膈下逐瘀汤

F. 白头翁汤

为了让考生能对中西医结合内科副主任/主任医师职称考试有更深入的了解，我们共设计了十二套模拟试卷，并对大部分试题进行了精炼的阐释与解析，条理性强，重点突出，以便考生系统复习和自我检测。

本书编写过程中，由于医疗、教学、科研工作繁重，难免有不当之处，在此恳请使用本书的读者如发现书中有不足之处，及时与我们联系，便于再版时加以修正。也可以关注我们的公众微信号，我们会根据读者提出的问题定期进行答疑。

为了让考生能对“人机对话”考试形式有更深入的了解，我们设计了一套全真“人机对话”版模拟试卷，作为本书的免费赠送产品。请扫描本书附带的二维码，关注拂石医典的公众微信号，我们会在公众微信平台发布下载人机对话模拟版试卷的网址，并说明如何安装使用。最后预祝大家顺利通过考试。

联系电话：(010) 57262361

E-mail：fushimedbook@163.com

目　录

模拟试卷一 …… 3
模拟试卷二 …… 8
模拟试卷三 …… 13
模拟试卷四 …… 18
模拟试卷五 …… 24
模拟试卷六 …… 30
模拟试卷七 …… 36
模拟试卷八 …… 41
模拟试卷九 …… 46
模拟试卷十 …… 51
模拟试卷十一 …… 57
模拟试卷十二 …… 62

答案与解析

中西医结合内科副主任/主任医师职称考试冲刺押题试卷答案与解析

模拟试卷一

一、单选题（每题1个得分点）

1. 【答案】C

【解析】原文为“合欢，味甘，平，无毒。主安五脏，和心志，令人欢乐无忧。久服轻身，明目，得所欲。生益州川谷。”故选C。

2. 【答案】B

【解析】气与津液的关系之津能载气，津液是气运行的载体之一，在血脉之外，气必须依附于津液而存在，否则就将涣散不定而无所归。因此，津液的丢失必导致气的耗损。

3. 【答案】D

【解析】丈夫八岁，肾气实，发长齿更……，四八，筋骨隆盛，肌肉满壮。

4. 【答案】E

【解析】NSAA感染中上呼吸道感染常见，其次为牙龈炎、支气管炎、扁桃体炎，而肺炎、败血症等重症感染少见。

5. 【答案】B

【解析】B选项是多发性骨髓瘤的特征性表现。

6. 【答案】A

【解析】慢性阻塞性肺疾病是一种以持续存在的气流受限为特征的肺部疾病，所以它的发病机制是持续存在的气流受限。

7. 【答案】A

【解析】稳定期的治疗包括戒烟，脱离污染环境；扩张支气管；祛痰；使用糖皮质激素；长期家庭氧疗。其中，以扩张支气管为主，所以选A。

8. 【答案】C

【解析】病人有水肿，蛋白尿、血尿，结合病程首先考虑为慢性肾小球肾炎。

9. 【答案】D

【解析】津和血均源于饮食水谷精微，同属人体的阴液。两者在生理上互相转化，互相作用，参与周身体液调节；病理上则互相影响。血液行于脉中，脉中津液可以渗出脉外而化为津液；由于津液可化为汗液排泄于外，故又有“血汗同源”之说。

10. 【答案】E

【解析】小建中汤为桂枝汤倍芍药，重加饴糖。C选项桂枝加芍药汤虽也倍芍药，但不加饴糖，主治太阳病误下伤中，土虚木乘之腹痛。

11. 【答案】A

【解析】九味羌活汤羌活入太阳，苍术入太阴，细辛入少阴，白芷入阳明，川芎入少阳、厥阴，药备六经，体现了“分经论治”的思路。

12. 【答案】B

【解析】黄元御《四圣心源》指出：“肾水寒，则脾土必湿，脾土湿则肝木郁，郁则阳气陷，陷而不已，而致腰痛发作。”

13. 【答案】D

【解析】在进食低蛋白饮食时，应适当增加碳水化合物的摄入以满足机体生理代谢所需的热量，防止负氮平衡。

14. 【答案】D

【解析】晨僵<30 分钟是膝骨关节炎的诊断标准。

15. 【答案】A

【解析】慢性肾小球肾炎气阴两虚证证见面色无华，少气乏力，易感冒，午后低热或手足心热，腰酸痛，或见浮肿，口干咽燥或咽部暗红，咽痛，舌质红，少苔，脉细或弱。治当益气养阴，方用参芪地黄汤加减。

16. 【答案】E

【解析】血糖降至 13. 9mmol/L 时再输入葡萄糖，血糖应每小时下降 3. 9 ~ 6. 1mmol/L 为适宜，胰岛素量为每小时 0. 1U/kg，可首次给予胰岛素 10 ~ 20U。

17. 【答案】C

【解析】内镜检查多主张在出血后 24 ~ 48 小时内进行，称急诊胃镜和结肠镜检查。这是因为急性糜烂出血性胃炎可在短短几天内愈合而不留痕迹，血管异常多在活动性出血或近期出血期间才易于发现。

18. 【答案】C

【解析】治疗肺心病心力衰竭的首要措施是控制感染、通畅呼吸道、纠正缺氧和二氧化碳潴留。肺心病即慢性肺源性心脏病，主要是由于支气管肺组织和肺动脉血管病变所导致的肺动脉高压引起的心脏病，肺动脉高压是该病的关键环节。该病最终会发展到心力衰竭，而诱发心衰加重的原因很多，其中最重要的是感染因素，一般感染控制后，心力衰竭的呼吸困难症状都会得到缓解，故选 C。

19. 【答案】C

【解析】支气管哮喘就是由于感染性因素或者过敏性因素而引起的支气管痉挛。支气管哮喘典型的表现就是阵发性的呼吸困难，伴有咳嗽、咳痰及缺氧等表现，故选 B。

20. 【答案】E

【解析】影响人群易感性升高的因素有新生儿增加、易感人口的迁入、免疫人口免疫力的自然消退及免疫人口死亡。

21. 【答案】A

22. 【答案】E

【解析】血糖短期快速变化，使晶状体渗透压快速变化，进而引起屈光度快速变化。

23. 【答案】E

【解析】平胃散燥湿运脾，行气和胃；六和汤养血祛瘀，治经血凝滞，腹内气血作痛；补中益气汤燥湿运脾，行气和胃；猪肚丸养阴生津，清热止渴。

24. 【答案】B

【解析】长期的高血压会损伤血管壁，而动脉硬化会形成斑块，两者共同作用易导致血管破裂，在脑部的血管破裂易导致脑出血。

25. 【答案】B

【解析】心室前负荷即容量负荷，容量愈大前负荷便愈重，当主动脉瓣关闭不全时，左心室舒张期除接纳来自左心房的血液外，还额外接纳来自主动脉反流的血液，大大加重左心室的心肌负荷，从而引起心脏前负荷过重，当左心室容量负荷无法代偿时便出现左心功能衰竭。

26. 【答案】E

【解析】当血浆晶体渗透压升高时，对渗透压感受器刺激增强，可引起抗利尿激素分泌增多，使肾对水的重吸收活动明显增强，导致尿液浓缩和尿量减少。

27. 【答案】D

【解析】肝性脑病是在肝硬化基础上因肝功能不全和/或门体分流引起的、以代谢紊乱为基础、中枢神经系统功能失调的综合征，故选 D。

28. 【答案】A

【解析】90% 的急性肾小球肾炎可发生水肿，水肿的原因是肾小球滤过减少产生原发性水钠潴留，典型表现为晨起时颜面水肿或伴双下肢凹陷性水肿，严重患者可出现腹水和全身水肿，利尿后，水肿和高血压均可好转。

29.【答案】C

【解析】各种白血病细胞浸润引起的脾脏肿大中，以慢性粒细胞性白血病最明显，其次是慢性淋巴细胞性白血病。

30.【答案】B

【解析】《素问·通评虚实论》指出：邪气盛则实，精气夺则虚。此虚与实，指出了两种不同病理状态的实质。实证常见于外感病证的初期和中期，此时邪气壅盛，正气不虚，易为实证。

31.【答案】A

【解析】隐匿性肾小球肾炎为患者无水肿、高血压及肾功能损害，而仅表现为肾小球源性血尿或（和）蛋白尿的一组肾小球疾病。隐匿性肾炎尿液分析可以观察到镜下存在红细胞，24 小时尿蛋白定量多数在 0.5 ~ 1g 之间，很少 >2g。

32.【答案】E

【解析】肺癌是人体内、外因素综合作用的结果。肺癌的相关危险因素有吸烟、遗传、空气污染等，最主要的病因是吸烟。

33.【答案】B

【解析】该患者呈小细胞低色素性贫血，考虑长期铁摄入不足导致的缺铁性贫血，但患者血红蛋白严重低下，属重度贫血，此时应当及时输注红细胞以防止生命危险。患者血小板虽低于正常，但可暂不处理或口服升血小板药物，若血小板持续低下，低于 $30 \times 10^9/L$ 或有严重出血倾向时可输注血小板。

34.【答案】A

【解析】该病主要与 β 溶血性链球菌感染有关，常在上呼吸道感染、脓疱疮、猩红热等感染性疾病后发生。本病系感染诱发的免疫反应所致。

35.【答案】E

【解析】尿毒症期间贫血的原因有促红细胞生成素减少、毒素蓄积、血液损失等，其中促红细胞生成素减少是贫血的主要原因。人体肾脏具有内分泌功能，可分泌一种重要的激素，即促红细胞生成素。一旦患有尿毒症，肾功能损害明显，肾脏产生的促红细胞生成素减少，患者易发生贫血。

二、多选题（每题 2 个得分点）

1.【答案】AB

【解析】木瓜性温，味酸；归肝经、脾经；功效舒筋活络、和胃化湿；属祛风湿药下属分类的祛风寒湿药；应用于风湿痹症、脚气水肿、吐泻转筋。

2.【答案】AB

【解析】防己祛风止痛，利水消肿，用于风湿痹痛、水肿脚气、小便不利、湿疹疮毒。防风发表、祛风、除湿，属解表药下分类辛温解表药；治疗感冒、头痛、发热、无汗、风湿痹痛、四肢拘挛、皮肤风湿瘙痒、破伤风等症。

3.【答案】ABC

【解析】心肝脾与精神情志活动关系最密切。

4.【答案】AD

【解析】该证属肝胆郁热证，对应气淋；治当疏肝理气，清热通淋；方用丹栀逍遥散合石苇汤。

5.【答案】ABE

【解析】自主神经功能检查包括眼心反射、竖毛反射、卧立位试验、组胺试验、体味变化试验等。

6.【答案】ABD

【解析】手足徐动可见于肝豆状核变性、脑性瘫痪、脑基底节变性等。小儿风湿热也可引起小儿手足徐动症。

7.【答案】BC

【解析】B 型标准血清只含有抗 A 抗体，因此只与含有 A 抗原的 A 型血与 AB 型血发生凝集反应。

8.【答案】ABCDE

【解析】巨脾可见于骨髓纤维化、慢性粒细胞性白血病、淋巴细胞增殖性疾病、热带病、脾大、黑热病、戈谢病、重型海洋性贫血。

9.【答案】CE

【解析】该患者证为阴虚内热证，治当养阴清热。方用玉女煎合增液汤加减。

10.【答案】ABC

【解析】《素问·汤液醪醴论篇》提出治水肿“去菀陈莝”“开鬼门”“洁净府”三条基本原则。

11.【答案】ABCDE

【解析】白细胞减少症病因：①白细胞生成减少与电离辐射，如X线、化学毒物、抗癌药物等均能抑制骨髓，骨髓造血干细胞疾病如再生障碍性贫血或者白血病、骨髓瘤转移瘤细胞的浸润、骨髓造血组织均可影响白细胞生成。②白细胞成熟障碍，如叶酸、维生素 B_{12} 缺乏或代谢障碍，骨髓增生异常综合征等引起造血细胞分化成熟障碍。③白细胞破坏过多，多种药物，如解热镇痛药、抗结核药、抗甲状腺药、抗癫痫药等均可特异性免疫反应导致白细胞破坏以及自身免疫性疾病，通过免疫机制导致白细胞减少；还有各种感染。

12.【答案】ACDE

【解析】①水钠潴留血容量增加引起容量依赖性高血压；②肾素分泌增多，肾实质缺血刺激肾素血管紧张素分泌增加，小动脉收缩，外周阻力增加，引起肾素依赖性高血压；③肾实质损害后，肾内降压物质分泌减少，肾内激肽释放酶生成减少及前列腺素生成减少也是肾性高血压的原因之一。

13.【答案】ABE

【解析】优质低蛋白有牛奶、蛋清、鸡肉等。

14.【答案】ABCD

【解析】黄汗和脱汗均属于病理性汗出。

15.【答案】AB

【解析】患者胸部刺痛，疲乏，劳则短气，舌淡黯有瘀斑，气虚血瘀证明显，故治以益气养血，活血化瘀。

三、共用题干题（每个提问有1个得分点）

1.【答案】D

【解析】该患者有扁桃体炎症，发热、咳嗽，首先考虑上呼吸道感染并发症。

2.【答案】A

【解析】胸部CT可发现肺部感染灶及气管异常。

3.【答案】E

【解析】患者起始眼睑浮肿，继而四肢，伴有发热、咽痛、咳嗽等症，为风水相搏证。

4.【答案】B

【解析】风水相搏证方用越婢加术汤加减。

5.【答案】D

【解析】患者反复咳嗽咳痰伴喘息15年，考虑为慢性阻塞性肺疾病，1周前“感冒”后气短、咳嗽加重，痰多难咳，伴发热，体温达38.9℃，考虑为急性加重期。急性加重期控制感染的抗菌药物可选用喹诺酮类、大环类酯类、β内酰胺类口服，病情严重时静脉给药，如左氧氟沙星、阿奇霉素。如果能培养出致病菌，可按药敏试验选用对应的抗菌药。

6.【答案】D

【解析】该患者出现嗜睡，氧饱和度低，应立即予以吸氧，改善氧饱和度，同时控制感染。

7.【答案】E

【解析】若患者病情进一步加重，并且出现昏迷，应立即使用气管插管建立人工气道辅助通气，防止缺氧窒息。

8.【答案】B

【解析】患者外有恶寒、无汗、脉浮紧等寒证表现，内有咳喘不得卧，泡沫白痰、口干不欲饮等里饮症状，证属外寒里饮证，治当温肺散寒，涤痰降逆，方用小青龙汤加减。

9.【答案】B

【解析】患者有对称性红斑，伴有发热及关节痛，考虑为系统性红斑狼疮，泡沫尿的表现考虑可能伴有狼疮性肾炎，患者入院后出现抽搐，查血钙1.4mmol/L，考虑诊断为低钙血症抽搐。

10. 【答案】B

【解析】因为狼疮肾炎导致钙离子丢失导致的抽搐，应立即给予静脉推注5%葡萄糖酸钙解痉治疗。

11. 【答案】D

【解析】患者面色不华，神疲乏力，畏寒肢冷，舌胖、舌偏红，苔薄白，脉细弱，辨证为脾肾两虚，方选济生肾气丸。

12. 【答案】D

【解析】同上题

13. 【答案】A

【解析】面部可见蝶形红斑，反复发热伴关节痛2个月，泡沫尿，纳差，四肢无力，消瘦5kg，四肢近端肌力4级，血红蛋白77g/L。考虑诊断为系统性红斑狼疮，中医病名蝶疮流注。

14. 【答案】C

【解析】患者有晨僵、对称性关节肿胀，类风湿因子阳性，考虑为类风湿关节炎。

15. 【答案】B

【解析】非甾体抗炎药是临床最常用的RA治疗药物，能有效缓解症状。

16. 【答案】D

【解析】甲氨蝶呤是治疗类风湿关节炎的首选药物。

17. 【答案】E

【解析】该患者关节灼热疼痛，红肿，属热，但又有形寒肢冷，得温则舒，属寒，故属寒热错杂，治当祛风散寒，清热化湿。

18. 【答案】D

【解析】寒热错杂证当选用桂枝芍药知母汤加减治疗。

四、案例分析题

1. 【答案】ABCF

【解析】患儿突然跌倒有失张力发作，突发肌肉抽动为肌阵挛发作，意识短暂丧失缓慢恢复有非典型失神发作，患儿肢体固定伴意识丧失有强直性发作。

2. 【答案】F

【解析】该患儿符合Lennox－Gastaut综合征的失张力发作、非典型失神发作、强直性发作的临床表现。本症是一个与年龄有关的癫痫性脑病，高峰发病年龄为3～5岁，最常见的发作类型为强直发作、不典型失神发作和失张力发作。也可见到肌阵挛、全面性强直－阵挛发作和部分性发作。

3. 【答案】B

【解析】棘慢复合波或称棘慢波，广泛性棘慢波的频率对确定典型分型有帮助，慢棘慢波（1.5～2.5Hz）可见于Lennox－Gastaut综合征

4. 【答案】CDF

5. 【答案】AG

【解析】证属心肾亏虚证，代表方剂为左归丸合天王补心丹。

6. 【答案】D

7. 【答案】AD

8. 【答案】EF

【解析】患者出现大汗淋漓，头晕，眼花，心悸，发绀等表现，临床中若出现血压下降、面色苍白、四肢厥冷、冷汗淋漓、脉搏细速、口唇及肢体皮肤发绀、尿少或无尿、表情淡漠、意识模糊不清、烦躁不安或嗜睡甚至昏迷，都可考虑诊断为休克性肺炎，其中医证见干咳少痰，咳嗽声低，气短神疲，身热，手足心热，自汗，心胸烦闷，口渴欲饮，舌红，苔薄黄，脉细数。辨证为正虚邪恋，治法益气养阴，润肺化痰，方用沙参清肺汤合竹叶石膏汤加减。

9. 【答案】B

【解析】该病症低热可酌加功劳叶、地骨皮、白薇以清虚热。若脾虚食少便溏者，加白术、茯苓、山药补益脾气，培土生金。若邪恋正虚，咳嗽，咳吐脓血痰日久不净，或痰液一度清稀而复转臭浊，病情时轻时重，反复迁延不愈，当扶正祛邪，益气养阴，排脓解毒，酌加鱼腥草、败酱草、野荞麦根等清热解毒消痈。

模拟试卷二

一、单选题（每题1个得分点）

1.【答案】C

【解析】膈下逐瘀汤配伍香附、乌药、枳壳，行气止痛作用更强，善治膈下瘀血。

2.【答案】E

【解析】身痛逐瘀汤配伍秦艽、羌活、地龙，长于活血通络，宣痹止痛，多用于瘀阻脉络之肢体痹痛或关节疼痛。

3.【答案】B

【解析】属肾阳虚者，忌凉润、辛散，宜用甘温助阳之品，使沉寒散而阳刚振，也就是“益火之源，以消阴翳”。

4.【答案】C

5.【答案】D

【解析】多种特发性癫痫外显率与年龄有密切关系，如婴儿痉挛症多在1岁内起病，儿童失神癫痫多在6～7岁起病，肌阵挛癫痫多在青少年期起病。

6.【答案】D

【解析】痫病的发生，大多由于七情失调、先天因素、脑部外伤、饮食不节、劳累过度或患他病之后，造成脏腑失调，痰浊阻滞，气机逆乱，风阳内动所致，而尤以痰邪作祟最为重要。

7.【答案】B

【解析】黏附是血小板发挥止血和凝血作用的起始步骤。

8.【答案】C

【解析】慢性粒细胞性白血病是一种发生在多能造血干细胞的恶性骨髓增殖性肿瘤，选C。

9.【答案】E

【解析】胸腔积液按积液性质可分为渗出性和漏出性，临床以渗出性胸腔积液最为常见。胸腔积液的体征与积液的多少有关：量少时，可无明显体征；中等量以上时，患侧叩诊为浊音；量较大时，可伴有气管向健侧移位。

10.【答案】E

【解析】Horner综合征是由肺尖部肺癌压迫颈部交感神经所引起，以同侧眼睑下垂、眼球内陷、瞳孔缩小、额部少汗等为主要表现。

11.【答案】A

【解析】类风湿结节是类风湿关节炎较特异的皮肤表现，10%～30%的患者可出现，多位于关节的隆突部位。类风湿结节的出现常提示疾病处于严重活动阶段。

12.【答案】B

【解析】类风湿关节炎以缓解症状为主，主要有三大药物：①非甾体抗炎药，用于缓解关节肿痛；②慢作用抗风湿药；③糖皮质激素，用于关节症状严重时。

13.【答案】D

【解析】少腹逐瘀汤配伍辛热之干姜、官桂、小茴香，功能温经散寒止痛，可用治寒凝血瘀之少腹疼痛。

14.【答案】B

【解析】通窍活血汤配伍通阳开窍的麝香、老葱、生姜等，重在活血通窍，主治瘀阻头面。

15.【答案】B

【解析】羚角钩藤汤以清热凉肝息风为主，功用凉肝息风，增液舒筋，主治肝热生风证，为治疗肝热生风证之常用方。

16.【答案】D

【解析】天麻钩藤饮主治肝阳偏亢，肝风上扰证，因肝肾不足，肝阳偏亢，生风化热所致。

17.【答案】C

【解析】血清铁的正常值为男性11～30μmol/L，女性9～17μmol/L，缺铁性贫血的铁代谢检查中血清铁 < 8.95μmol/L，总铁结合力升高，> 64.44μmol/L，转铁蛋白饱和度降低，< 15%，sTfR 浓度 > 8mg/L，血清铁蛋白 < 12μg/L。

18.【答案】D

【解析】当机体对铁的需求与供给失衡，导致体内储存铁耗尽，继而红细胞内铁缺乏，最终引起缺铁性贫血。

19.【答案】D

【解析】尿三杯试验，第一杯阳性提示病变在前尿道，第三杯阳性说明病变在后尿道、前列腺部位、膀胱底部；三杯全阳性说明病变在膀胱或膀胱以上部位。

20.【答案】C

【解析】慢性肾衰竭患者血液系统异常主要表现为肾性贫血和出血倾向，大多数患者一般均有轻、中度贫血，其原因主要是促红细胞生成素缺乏，故称为肾性贫血。

21.【答案】A

【解析】隐匿性肾炎患者一般无任何临床表现，往往在常规体检中发现镜下血尿和/或蛋白尿，尿沉渣中可有颗粒管型。

22.【答案】E

【解析】饮食停滞胃痛的治法：消食导滞，和胃止痛。

23.【答案】C

【解析】蛋白质在消化道分解产生的芳香族氨基酸苯丙氨酸和酪氨酸在肠道细菌作用下转变为苯乙胺和酪胺，经门静脉输送到肝脏，正常时经单胺氧化酶作用而被分解清除。当肝功能严重受损或有门－体侧支循环时，这些胺由体循环进入中枢神经系统，在脑细胞内β－羟化酶作用下分别形成苯乙醇胺和羟苯乙醇胺，其化学结构分别与真性神经递质去甲肾上腺素和多巴胺极为相似，但生理效能却远较真性神经递质弱，在网状结构的神经突触部位堆积，使神经冲动传递产生严重障碍。

24.【答案】A

【解析】加减葳蕤汤具有滋阴解表之功效，主治素体阴虚，外感风热证。症见头痛身热，微恶风寒，无汗或有汗不多，咳嗽，心烦，口渴，咽干，舌红，脉数。

25.【答案】B

【解析】阴寒极盛，心痛之重症治当宣痹温阳，选用乌头赤石脂丸，方中蜀椒、干姜温中散寒；附子、乌头治疗心痛厥逆；赤石脂入心经而固涩心之阳气，温涩调中。

26.【答案】C

【解析】完全性中枢性尿崩症（渗透压单位 mmol/L）禁水前尿渗透压 150；禁水后尿渗透压 200；注射 5U 加压素后尿渗透压 600。

27.【答案】E

【解析】肺动脉楔压能反映左室充盈压，可用于判断左心室功能。

28.【答案】D

【解析】君相火旺，心肾不交型以少寐多梦，梦则遗精，阳事易举，心中烦热，头晕目眩，口苦胁痛，小溲短赤，舌红，苔薄黄，脉弦数等为常见症状。

29.【答案】B

【解析】内伤发热是指以内伤为病因，脏腑功能失调、气血水湿郁遏或气血阴阳亏虚为基本病机，以发热为主要临床表现的病证；有阳虚发热，阴虚发热，气虚发热，血虚发热。

30.【答案】B

【解析】阴虚火旺型盗汗，治宜滋阴降火，一般多用知柏地黄丸。

31.【答案】A

【解析】用知柏地黄汤加减滋阴降火，凉血止血治疗肾阴不足，虚火上炎型齿衄。

32.【答案】B

【解析】心悸的分型论治主要如下。①心虚胆怯：治当镇惊定志、养心安神，方用安神定志丸；②心脾两虚：治当补血养心、益气安神，方用归脾汤；③阴虚火旺：治当滋阴清火、养心安神，方用天王补心丹；④心阳不振：治当温补心阳、安神定悸，方用桂枝甘草龙骨牡蛎汤；⑤水饮凌心：治当振奋心阳、化气利水，方用苓桂术甘汤；⑥心血瘀阻：治当活血化瘀、理气通络，方用桃仁红花煎，心悸由瘀血所致也可选用丹参饮或血府逐瘀汤；⑦痰火扰心：治当清热化痰、宁心安神，方用黄连温胆汤。

33.【答案】A

【解析】阴阳两虚型早泄的主方是金匮肾气丸。

34.【答案】A

【解析】患者小便不通，中医诊断为癃闭；患者面色苍白，畏寒肢冷，泄泻或大便稀溏，呕吐清水，苔白滑，脉沉细，可辨证为脾肾阳虚，选方为温脾汤合吴茱萸汤。

35.【答案】D

【解析】阴阳属性的相对性主要表现：①阴阳属性可以转化，在一定的条件下，阴可以转化为阳，阳也可以转化为阴；②阴阳的无限可分性，即阴阳之中复有阴阳；③比较对象不同，即比较的对象发生改变，其阴阳属性亦可以发生改变。所以选 D。

二、多选题（每题 2 个得分点）

1.【答案】ABCDE

【解析】痢疾的治疗，以初痢宜通，久痢宜涩，热痢宜清，寒痢宜温，寒热虚实夹杂者宜通涩兼施、温清并用为原则。

2.【答案】ABC

【解析】气虚用益气，血虚用养血，阴虚用滋阴。

3.【答案】ABDE

【解析】胃痛病势多急，压之可痛，以疼痛为主，病机为胃气郁滞，胃失和降，不通则痛；胃痞起病较缓，压无痛感，以满闷不适为患，病机为中焦气机不利，脾胃升降失职。胃痞与胃痛病位同在胃脘部，且常相兼出现。痞满日久不愈，亦可产生胃痛等变证。

4.【答案】BDE

【解析】腺垂体功能减退者宜进高热量、高蛋白、高维生素膳食，注意维持水、电解质平衡，不宜过多饮水，尽量避免感染、过度劳累和应激刺激。

5.【答案】ABCDE

【解析】眩晕的病机不外虚实两端，虚者为髓海不足，或气血亏虚，清窍失养；实者为风、火、痰、瘀扰乱清空。《素问玄机原病式·五运主病》中云："所谓风气甚，而头目眩晕者，由风木旺，必是金衰不能制木，而木复生火，风火皆属阳，多为兼化，阳主乎动，两动相搏，则为之旋转。"《丹溪心法》提出"无痰不作眩"，《景岳全书》中提出"无虚不作眩"。因于风者，多责之情志不遂，气郁化火，风火上扰。因于痰者，多责之恣食肥甘，脾失健运，痰浊中阻，清阳不升，所谓"无痰不作眩"。因于虚者，多责之年高体弱，肾精亏虚，髓海空虚，或久病劳倦，饮食衰少，气血生化乏源，甚合"无虚不作眩"。若风、火、痰、虚日久，久病入络，或因跌仆外伤，损伤脑络，皆可因瘀而眩。在临床上，上述诸因常相互影响，或相兼为病。

6.【答案】ABDE

【解析】脾虚气弱型肌衄若久病及肾可用归脾汤加山茱萸、菟丝子、续断、鹿角胶。

7.【答案】ACE

【解析】瘿瘤论第二十三"夫人生瘿瘤之症，非阴阳正气结肿，乃五脏瘀血、浊气、痰滞而成。"

8.【答案】ABC

【解析】嘈杂病位在胃，与肝脾相关。病机可概括为胃热、胃虚、血虚 3 个方面，临床分虚实二类，实者多属胃热，虚者属胃虚、血虚。治疗分别用清胃和中，健脾和胃，补益心脾之法。

9.【答案】ADE

【解析】胃痛日久不愈可以发展成为虚劳、血证、胃癌。

10.【答案】ABCE

【解析】没有恢复期这一分期。

11.【答案】BDE

【解析】尿中出现大量蛋白说明肾小球滤过膜受损，不是肾功能损害标志，A 错；禁水禁水 8 小时后，尿渗量 <600mOsm/（kg·H_2O）说明肾脏浓缩功能障碍。C 错。

12.【答案】AB

【解析】C 错，指鼻试验阳性还可见于构音障碍-手笨拙综合征；D 错，感觉运动性卒中以偏身感觉障碍起病，再出现轻偏瘫；E 错，并非所有的多发性腔隙性梗死都是腔隙状态。

13.【答案】BC

【解析】脑出血的基本治疗原则是脱水降颅内压，减轻脑水肿；调整血压；防止继续出血；减轻水肿造成的继发损害；促进神经功能修复；防治并发症。

14.【答案】BCDE

【解析】经典型霍奇金淋巴瘤的细胞免疫表型为：CD30（+）（80%~100%病例）、CD15（+）（75%~85%病例）、B 细胞特异性的激活蛋白（BSAP）（+），CD20 多为阴性，约有 40% 的经典型 CD20 呈弱阳性。WHO 又将将典型分为结节硬化型、混合细胞型、富含淋巴细胞型和淋巴细胞消减型。

15.【答案】CDE

【解析】牡丹皮性微寒，味苦、辛。归心经、肝经、肾经。功效清热凉血、活血祛瘀。属清热药下属分类的清热凉血药。用治温毒发斑、血热吐衄；温病伤阴，阴虚发热、夜热早凉、无汗骨蒸、血滞经闭、痛经，跌打伤痛、痈肿疮毒。

三、共用题干题（每个提问有 1 个得分点）

1.【答案】C

【解析】患者水肿、高血压、蛋白尿、血尿，且 GFR 和 CCr 下降，符合慢性肾小球肾炎诊断。

2.【答案】A

【解析】患者 65 岁，并有冠心病，在降压药物的选择方面，老年患者以及合并糖尿病、冠心病患者选用钙离子拮抗剂，如氨氯地平或硝苯地平控释片。

3.【答案】D

【解析】对无肾功能减退者，蛋白质的摄入量以 0.8g/（kg·d）为宜。肾功能不全氮质血症时，蛋白质摄入量应限制在 0.5~0.8g/（kg·d），其中高生物效价的动物蛋白应占 1/3 或更多。

4.【答案】B

【解析】该患者证属脾肾阳虚证，治当温补脾肾，方用附子理中丸或济生肾气丸加减。

5.【答案】A

【解析】该证可用附子理中丸加减，方底组成为附子、人参、干姜、甘草、白术。

6.【答案】E

【解析】与维生素 K 有关的凝血因子只有Ⅱ、Ⅶ、Ⅸ和Ⅹ四个凝血因子。

7.【答案】B

【解析】凝血酶原即凝血因子Ⅱ，在肝内合成，其在血浆中的浓度为 100~150mg/L，不存在于血清中，储存稳定。

8.【答案】E

【解析】凝血因子ⅩⅢ是半衰期最长的凝血因子，为 240 小时。最短的是凝血因子Ⅶ，为 3~6 小时。

9.【答案】B

【解析】凝血因子Ⅲ的合成部位为组织、内皮细胞、单核细胞，血浆浓度为 0。

10.【答案】A

【解析】亚急性甲状腺炎甲状腺肿大可有明显压痛，可与甲状腺功能亢进症鉴别，而甲状腺癌多质地坚硬且表面不平。

11.【答案】C

【解析】为明确该患者是甲状腺功能亢进症，应继续进行甲状腺激素、血清 TSH、甲状腺摄 ^{131}I 率、甲状腺抗体及影像学等血液检查，血糖测定对本病确诊帮助不大。

12.【答案】E

13.【答案】C

【解析】患者午后低热，剧烈咳嗽，痰中带血，进食少，乏力，消瘦，痰中找到结核菌，考虑诊断为肺结核，中医病名肺痨。肺阴亏损证候：患者干咳，咳声短促，咳少量白黏痰，胸部隐痛，午后手足心热，口干，盗汗，舌红少苔，脉细数。

14. 【答案】E

【解析】肺为娇脏，喜润恶燥，肺阴不足，失于清肃，气逆作咳，但阴亏肺燥，故无痰。燥热伤络而咯血，阴虚内热则过午低烧，因此有口干喜冷饮以清内热之需。盗汗为睡中不动而汗出，为阴虚之象。阴虚阳盛，迫汗外溢而有盗汗，舌红脉细数也是阴虚之候，此证多见于疾病初起阶段。治法：滋阴润肺。

15. 【答案】C

【解析】肺痨肺阴亏损证方用月华丸加减。

16. 【答案】D

【解析】若患者痰少而黏，可加浙贝母、枇杷叶润肺化痰。

四、案例分析题

1. 【答案】B

【解析】患者有关节病变，晨僵，关节间隙狭窄，RF阳性，结合血象和炎性标志物结果，最可能为类风湿关节炎。

2. 【答案】ABDF

【解析】此题C选项易错选。类风湿结节虽多在关节的隆突部位出现，但其属于本病较特异的皮肤表现，常提示疾病出于活动阶段，不属于关节表现。而干燥脱皮也不是其典型临床表现。

3. 【答案】ABG

【解析】A选项非甾体抗炎药胃肠道反应明显，可能引起出血、穿孔，故不宜长期使用，关节肿痛缓解后可停用；B选项非甾体抗炎药可有效缓解症状，但不能控制疾病进展；E选项雷公藤总苷具有性腺毒性，故未婚育者慎用；G选项甲氨蝶呤起效慢，止痛作用差，故错。

4. 【答案】D

【解析】类风湿关节炎的中医证型分为：①活动期：湿热痹阻证、阴虚内热证、寒热错杂证；②缓解期：痰瘀互结、经脉痹阻、肝肾亏损、邪痹筋骨证。该患者的证候属于阴虚内热证。

5. 【答案】A

【解析】类风湿关节炎阴虚内热证治当养阴清热，祛风通络，方用丁氏清络饮加减。

6. 【答案】A

【解析】咳脓痰，痰带血丝或呈粉红色乳状是葡萄球菌肺炎的特征性表现，且其X线特征表现为肺段或肺叶实变，其内有空洞，或小叶状浸润中出现单个或多发的液气囊腔。结合考虑最可能为葡萄球菌肺炎，患者咳嗽，咳脓痰，呼吸气促，高热不退，胸膈痞满，按之疼痛，口渴烦躁，小便黄赤，大便干燥，舌红苔黄，脉滑数。可辨证为痰热壅肺证。

7. 【答案】AD

【解析】治宜清热化痰，宽胸止咳，方选麻杏石甘汤合千金苇茎汤加减。

8. 【答案】ABFG

【解析】葡萄球菌肺炎对青霉素G的耐药菌株增多，现已多用半合成青霉素或头孢菌素，常用头孢呋辛、头孢噻吩、苯唑西林钠、甲氧西林等。如联合氨基糖苷类则疗效更佳。

9. 【答案】BD

【解析】若患者出现烦躁不安、谵妄、严重失眠者等症状可用地西泮5mg或水合氯醛1.0~1.5g等，禁用呼吸抑制作用的镇静剂，吗啡、哌替啶及可待因等均具有不同程度的呼吸抑制。

模拟试卷三

一、单选题（每题 1 个得分点）

1.【答案】E

【解析】孙思邈在《备急千金要方》中载有治疗小便不通方剂 13 首，并有世界上最早关于导尿术的记载。

2.【答案】A

【解析】肾阴虚者，宜投甘凉益肾之剂，使虚火降而阴自复，忌用辛燥耗津，苦寒伤阴，此即王冰所说“壮水之主，以制阳光”。

3.【答案】B

【解析】局限性运动性发作是指身体任何一个部位，如一侧口角、面部或肢体远端的局限性抽搐，较严重的发作后可使发作部位遗留暂时性瘫痪，称为 Todd 麻痹，病灶在运动区。

4.【答案】C

【解析】旋转性发作是指头眼向一侧偏斜，可连及头与躯干，偶可致全身旋转，病灶在对侧额叶，偶有枕叶，少数在同侧皮质。

5.【答案】D

6.【答案】D

【解析】瘟黄初见发热恶寒，随即猝然发黄，全身、齿垢、白睛黄色深。

7.【答案】A

【解析】感染性肺炎中以细菌性肺炎最常见，如肺炎球菌肺炎、肺炎葡萄球菌肺炎、肺炎克雷白杆菌肺炎等。

8.【答案】C

【解析】肺炎链球菌肺炎的通称为肺炎球菌肺炎，典型的病理变化包括早期（充血期）、中期（红色肝变期）、后期（灰色肝变期）和消散期。

9.【答案】C

【解析】IgE 增高见于过敏性疾病，如支气管哮喘、特应性皮炎、荨麻疹以及某些寄生虫感染。

10.【答案】A

【解析】正气虚弱是本病发病的内在因素，凡禀赋不足、劳逸适度、情志失调、饮食所伤等均易受外邪侵袭。

11.【答案】A

【解析】八正散与导赤散虽均可清热利水通淋，均可用治热淋，然八正散集多味清热利湿之品，且配伍大黄直达下焦，故为治疗热淋之主方。导赤散虽也可治疗热淋，然其仅以木通、竹叶清热通淋，药单力薄，但诸药均可清心，以清心火为主，主治心经热盛或心火下移小肠导致的小便赤涩。

12.【答案】C

【解析】导赤散以木通、竹叶、生地三药为方，适用于心经热盛或心火下移小肠之口糜口疮、小便赤涩热痛或热淋轻证，若兼阴津不足者尤宜。

13.【答案】E

【解析】阿胶、鸡子黄乃血肉有情之品，滋阴养血，濡养筋脉，配以生地、白芍等药物共同养血滋阴，柔肝息风之功，用治邪热久羁，阴血不足，虚风内动证。

14.【答案】C

【解析】大定风珠功用滋阴息风，主治阴虚风动证，为治疗温病后期，真阴大亏，虚风内动证之常用方。

15.【答案】B

【解析】疫疹是因感染燥热疫毒而引起的发疹性病候，临床初起见发热遍体炎炎，头痛如劈，斑疹透露，或红或赤，或紫或黑，脉数。如初起六脉细数沉伏，面色青，昏聩如迷，四肢逆冷，头汗如雨，其痛如劈，腹内搅肠欲吐不欲吐，欲泄不泄，摇头鼓颔为闷疫。

16.【答案】B

【解析】骨髓铁染色细胞外铁缺乏是诊

断铁缺乏及 IDA 的可靠指标，铁粒幼红细胞 <15%。根据题中的 MCV 和 MCHC 的指标可以初步考虑缺铁性贫血，故选 B。

17.【答案】D

【解析】慢性肾衰患者维生素代谢紊乱表现为维生素 A 水平增高，维生素 B_6 及叶酸缺失。

18.【答案】A

【解析】慢性肾衰竭出现的骨矿化和代谢异常称为肾性骨营养不良，包括高转化性骨病、低转化性骨病和混合性骨病，以高转化性骨病最多见。

19.【答案】C

【解析】腐苔苔质疏松，颗粒粗大，形如豆腐渣堆积舌面，边中皆厚，揩之不去，A 错；胃气衰败可见腐苔脱落，不能续生新苔，B 和 E 错；食积一般见舌苔薄腻或腻而不板滞，D 错。

20.【答案】B

【解析】绒毛膜癌简称绒癌，是滋养层细胞的高度恶性肿瘤。约 50% 继发于葡萄胎，25% 继发于自然流产，20% 以上发生于正常妊娠，5% 以下发生于早产或异位妊娠等。

21.【答案】A

【解析】虽然没有直接的“中风”“卒中”之病名，然而类似中风病名的记载有“痫厥”“暴厥”“眴仆”“煎厥”等病名均出自于《内经》。

22.【答案】A

【解析】血管性痴呆是脑血管疾病（包括脑出血和脑梗死）引起脑组织缺血、缺氧，导致脑功能衰退的结果。由脑血管病变所致的脑组织供血不足是本病发生的根本原因。

23.【答案】B

【解析】瘿病以气、痰、瘀壅结颈前为主要病机，所以一般属于实证，其中应着重辨明有无血瘀。

24.【答案】B

【解析】阴盛的病机特点多表现为阴盛而阳未虚（或虚损不甚）的实寒病证。

25.【答案】A

【解析】郑声是指语言重复，语声低弱，若断若续的危重症象。多见于疾病晚期，因正气虚衰，精神散乱所致。心气大虚可致郑声。

26.【答案】D

27.【答案】D

【解析】患者心胸疼痛时作，诊断为胸痹，胸闷心悸，心烦燥热，乏力气短，口干咽燥，盗汗，舌红少津，苔薄，脉结，辨证为心肾阴虚证，选用天王补心丹。

28.【答案】E

【解析】每遇情志刺激而诱发，发时突然呼吸短促，息粗气憋，胸闷胸痛，咽中如窒，但喉中痰鸣不著，或无痰声；平素常多忧思抑郁，失眠，心悸；苔薄，脉弦。治法开郁降气平喘，方剂选用五磨饮子加减。

29.【答案】A

30.【答案】B

31.【答案】A

32.【答案】B

【解析】患者突发呼吸困难，发绀，咳粉红色泡沫痰，诊断为左心衰，应立即使用强心药，静脉注射毛花苷 C。

33.【答案】B

【解析】情绪激动下患者血压突然和显著升高，病情急剧恶化，同时伴有进行性心、脑、肾、视网膜等重要的靶器官功能不全的表现，患者剧烈头痛，面色潮红，烦躁不安，恶心呕吐，心悸，汗出，视物模糊可诊断为高血压危象。

34.【答案】D

35.【答案】B

【解析】频繁剧烈的呕吐致腹内压骤然增加的情况下，造成胃的贲门、食管远端的黏膜和黏膜下层撕裂，并发大量出血，称为食管贲门黏膜撕裂综合征（Mallory - Weiss 综合征）。男性多于女性，发病年龄高峰在

30～50 岁。患者饮酒后剧烈呕吐，呕吐较大量鲜血，考虑诊断为食管贲门黏膜撕裂综合征。

二、多选题（每题 2 个得分点）

1.【答案】ABCD

【解析】午后发热是日晡潮热，属于阳明经热。

2.【答案】ABCDE

【解析】原发性肾上腺皮质功能减退症常见病因为肾上腺结核或自身免疫性肾上腺炎；少见的病因包括深部真菌感染、免疫缺陷、病毒感染、恶性肿瘤、肾上腺广泛出血、手术切除肾上腺、脑白质营养不良及 POEMS 病等。继发性肾上腺皮质功能减退症最常见于长期应用超生理剂量的糖皮质激素，也可继发于下丘脑－垂体疾病，如鞍区肿瘤、自身免疫性垂体炎、外伤、手术切除、产后大出血引起垂体大面积梗死坏死，即希恩综合征等。

3.【答案】ABCD

【解析】中消是消渴的证型之一。

4.【答案】ABCDE

【解析】传染病可以通过空气传播、水源传播、食物传播、接触传播、土壤传播、垂直传播（母婴传播）、体液传播、粪口传播等。

5.【答案】ABCE

【解析】过敏性紫癜可分为单纯型过敏性紫癜、肠型过敏性紫癜、腹型过敏性紫癜、关节型过敏性紫癜。

6.【答案】AB

【解析】梅核气、脏躁属于郁证。

7.【答案】ABCDE

【解析】痢疾，中医病证名，是以痢下赤白脓血，腹痛，里急后重为临床特征；主要病因是外感时邪疫毒，内伤饮食不洁；病位在肠，与脾胃有密切关系。病机为湿热、疫毒、寒湿结于肠腑，气血壅滞，脂膜血络受损，化为脓血，大肠传导失司，发为痢疾。暴痢多实证，久痢多虚证。对于具传染性的细菌性痢疾和阿米巴痢疾，应重在预防，控制传染。

8.【答案】ABCDE

【解析】A 暴痢发病急，病程短，腹痛胀满，痛而拒按，痛时窘迫欲便，便后里急后重暂时减轻者为实。B 久痢时轻时重，病程长，腹痛绵绵，痛而喜按，便后里急后重不减，坠胀甚者，常为虚中夹实。C 大便排出脓血，色鲜红，甚则紫黑，稠厚腥臭，腹痛，里急后重明显，口渴，口臭，小便黄赤，舌红苔黄腻，脉滑数者属热；大便排出赤白清稀，白多赤少，腹痛喜按，里急后重不明显，面白肢冷形寒，舌淡苔白，脉沉细者属寒。D 下痢白多赤少，湿邪伤及气分；赤多白少，或以血为主者，热邪伤及血分。E 凡痢疾经治疗后，痢下脓血次数减少，腹痛、里急后重减轻，为气血将和，正能胜邪，向愈。

9.【答案】AC

【解析】急性间质性肾炎的病因多种多样，其中药物和感染是最常见的原因。

10.【答案】ABCD

【解析】引起急性间质性肾炎的药物有：①抗生素，包括青霉素类及头孢菌素类，大环内酯类，抗结核药物等；②非甾体抗炎药及解热镇痛药，包括 NSAIDs 如阿司匹林、布洛芬、萘普生等，其他解热镇痛药如氨基比林、安乃近等；③治疗消化性溃疡病药物，包括 H_2 受体阻断剂、质子泵抑制剂；④利尿剂，包括呋塞米、氢氯噻嗪、氨苯蝶啶等；⑤其他药物，如别嘌醇、硫唑嘌呤、青霉胺、环孢素、卡托普利、甲基多巴等。

11.【答案】BD

12.【答案】BCE

【解析】本方酸、苦、辛并用，使“蛔得酸则静，得辛则伏，得苦则下”，环环相扣，并非猛攻猛杀，且寒热并用，调节肠寒胃热，邪正兼顾。

13.【答案】AC

【解析】糖皮质激素的应用原则是小剂

量、短疗程。

14.【答案】ABCE

【解析】若冠状动脉造影显示再通则就可以确认已再通，属于直接指标。

15.【答案】ACD

【解析】脑栓塞可见局限性神经缺失症状，约4/5脑栓塞累及大脑中动脉主干及其分支，出现失语、偏瘫、单瘫、偏身感觉障碍和局限性癫痫发作等；约1/5发生在椎-基底动脉系统，表现为眩晕、复视、共济失调、交叉瘫、四肢瘫、发音及吞咽困难等。

三、共用题干题（每个提问有1个得分点）

1.【答案】E

【解析】患者证型为慢性阻塞性肺疾病外寒里饮证。周身酸楚，恶寒，脉浮紧为表实寒证典型表现，喘逆不得卧，泡沫状痰，口干不欲饮为里饮证候，故综合判断为表寒里饮证。治当温肺散寒，涤痰降逆，方用小青龙汤加减。

2.【答案】B

3.【答案】D

4.【答案】E

5.【答案】D

【解析】肺胀是多种慢性肺系疾患反复发作，迁延不愈，导致肺气胀满，不能敛降的一种病症。COPD根据证候不同可对应中医诊断的咳嗽、喘证、肺胀等，该患者除喘咳外，还伴有明显的桶状胸体征，更符合肺胀的诊断。

6.【答案】B

【解析】患者头身疼痛，发热，咽痛，脉浮数并见，乃风温初起，热在肌表，不得外散。A选项邪客肺络证以咳嗽为主证，错；C选项热证明显，咳喘气急，鼻翼翕动，错；D选项恶寒明显，伴有鼻塞、咳喘，一般无咽痛，错；E选项恶寒发热，不汗出而烦躁，有内热之象，错。

7.【答案】D

【解析】银翘散功用辛凉透表，清热解毒，主治温病初起。

8.【答案】C

【解析】银翘散用法强调“香气大出，即取服，勿过煮”，体现了“治上焦如羽，非轻莫举”，过煮则失其中轻宣之品的上浮特性，药失其效，即所谓“过煮则味厚而入中焦矣”。

9.【答案】B

【解析】银翘散为辛凉平剂。A选项辛凉轻剂为桑菊饮，错；C选项辛凉重剂为麻黄杏仁甘草石膏汤，错；D、E两项为干扰项。

10.【答案】C

【解析】急性肾衰竭（ARF）的诊断依据为：肾小球滤过率（GFR）在短时间内（数小时至数日）下降50%以上或血肌酐上升超过50%即可诊断。患者以上呼吸道感染开始，突然出现小便量少，并血肌酐连续升高，血肌酐622.8μmol/L，尿素氮27.9mmol/L，符合急性肾衰竭的特征。癃闭是以小便量少，排尿困难，甚则小便闭塞不同为主症的一种病症。该患者尿量减少，属于中医中的癃闭。

11.【答案】D

【解析】患者有咽干，呼吸急促，咳嗽等肺系证候，属肺热壅盛证，治当清泻肺热，通利水道，方用清肺饮加减。

12.【答案】C

【解析】若有鼻塞、头痛、脉浮者，加薄荷、桔梗宣肺解表；肺阴不足者加沙参、黄精、石斛；大便不通者加大黄、杏仁以通腑泻热；心烦、舌红者，加黄连、竹叶清心火；兼尿赤灼热、小腹胀满者，合八正散。

13.【答案】D

【解析】患者有颧部红斑，关节症状，轻度尿蛋白阳性考虑肾脏病变，贫血、血小板减少，符合ACR制定的SLE诊断标准。选D。

14.【答案】A

【解析】患者症状轻微，目前无重要器官严重损害的症状，可选择小剂量糖皮质激素激素治疗。

15.【答案】D

【解析】脾肾两虚证见神疲乏力，畏寒肢冷，时而午后烘热，口干，小便短少，两腿浮肿，进而腰腹俱肿，腹大如鼓，舌胖、舌偏红或偏淡均有，苔薄白或薄腻，脉弦细或细弱。治当滋肾填精，健脾利水，方用济生肾气丸加减。

四、案例分析题

1.【答案】B

【解析】患者的临床表现及结肠镜显示可基本确诊为溃疡性结肠炎。注意轻、中、重三型的区别及与其他类似疾病的鉴别。轻型多日便次少于4次，且无发热、贫血等表现；重型腹泻每日6次以上，明显黏液血便，体温持续2天以上>37.7℃，血沉>30mm/h，血红蛋白<75g/L；中型介于两者之间。细菌性痢疾在粪便中可分离出痢疾杆菌，该患者大便未见细菌；大肠癌及克罗恩病可根据结肠镜进行鉴别。

2.【答案】BCDEFG

【解析】重型UC如尚未用过口服类固醇，可口服泼尼松，已使用类固醇激素者，应静脉滴注氢化可的松或甲泼尼龙，未口服过类固醇激素者亦可使用促肾上腺皮质激素静脉滴注；同时应用抗生素控制继发感染，一般使用氨苄青霉素、硝基咪唑及喹诺酮类制剂；若Hb<90g/L，应考虑输血；应注意卧床休息，适当补液，补充电解质。

3.【答案】F

【解析】该患者属于湿热内蕴证，治当清热利湿，方用白头翁汤加减。

4.【答案】D

【解析】患者病情危急，血肌酐明显升高，超过707μmol/L，若此时GFR低于正常值10%，则基本可以诊断为尿毒症期。

5.【答案】ABCEGH

【解析】该患者病情紧急，应立即对症支持治疗，稳定生命体征，如镇定止抽，降低血钾等；患者的血肌酐为1254μmol/L，一般来说临床中当血肌酐高于700或800μmol/L时就应当立即开始透析。腹膜透析及血液透析的疗效相近，各有其优缺点，临床中可根据情况相互补充。待透析一定时间稳定后，可考虑进行肾移植术，但该患者当前状态不适用进行肾移植；患者虽有轻度贫血，但此时可仅用rHuEPO及铁剂纠正贫血，无需输血；患者二氧化碳结合力低下，考虑很可能伴有代谢性酸中毒，故应及时给予碳酸氢钠纠正酸中毒。

6.【答案】A

【解析】慢性肾衰竭分本虚证及标实证，患者证见头晕头痛、两目干涩、视物模糊等肝阴亏虚表现，及耳鸣眼花、腰膝酸软等肾脏表现，结合口干咽燥、尿少色黄、舌淡红少津等阴虚证候表现，综合判断为肝肾阴虚证。治当滋肾平肝，方用杞菊地黄丸加减。

7.【答案】E

8.【答案】CDG

【解析】患者病情稳定出院后，饮食控制病情进展尤为重要，因其GFR异常，应根据GFR水平积极控制蛋白质摄入，但同时应选择高质量蛋白，如鸡蛋、鱼、瘦肉、牛奶等；应当选择高热量摄入，每日至少30kcal/kg，且最好富含B族维生素及维生素C等；磷的摄入每日不应超过600mg，且应严格限制进水量及盐、钾的摄入量，尤其是尿少、水肿及心衰的患者，更应控制饮水量。尿毒症多伴随低钙血症，故应积极补充钙，可应用骨化三醇。

模拟试卷四

一、单选题（每题1个得分点）

1.【答案】B

【解析】绝大多数慢性肾炎由不同病因的原发性肾小球疾病发展而来，仅有少数慢性肾炎是由急性肾炎发展所致（直接迁延或临床痊愈若干年后再现）。慢性肾炎的病因、发病机制和病理类型不尽相同，但起始因素多为免疫介导炎症。此外，高血压、大量蛋白尿、高血脂等非免疫炎症因素也起到重要作用。

2.【答案】D

【解析】慢性肾炎的病因、发病机制和病理类型不尽相同，但起始因素多为免疫介导炎症。

3.【答案】E

【解析】癫痫的中医分型分为风痰闭阻证、痰火扰神证、瘀阻脑络证、心脾两虚证、心肾亏虚证五类。

4.【答案】C

【解析】癫痫持续发作是指一次癫痫发作持续30分钟以上，或连续发作多次，发作期间意识或神经功能未恢复至正常水平，病人始终处于昏迷状态，随反复发作而间歇期越来越短，体温升高，昏迷加深。如不及时采取紧急措施终止发作，病人将因衰竭而死亡。

5.【答案】C

【解析】该患者诊断糖尿病酮症酸中毒，因胰岛素降糖后意识好转，后又出现意识障碍考虑为脑水肿所致可能性最大。

6.【答案】B

【解析】缺铁性贫血实验室检查显示女性 Hb＜110g/L，MCV＜80fl，平均红细胞血红蛋白量（MCH）＜27pg，平均红细胞血红蛋白浓度（MCHC）＜32%。故选B。A选项巨幼细胞贫血血象呈大细胞性贫血，MCV、MCH均增高，MCHC正常，故排除。

7.【答案】B

【解析】若慢性阻塞性肺疾病长期发展，引起肺血管床减少或缺氧，导致肺动脉痉挛、血管重建，出现肺动脉高压、右心室肥厚扩大，最终发生右心功能不全，即慢性肺源性心脏病。

8.【答案】D

【解析】肺功能检查是判断气流受限的主要客观指标，所以吸入支气管扩张剂之后 $FEV_1/FVC<70\%$，即可诊断为慢性阻塞性肺疾病。

9.【答案】E

【解析】心包炎是RA最常见的心脏受累症状，多见于RF阳性且病情活动的RA病人。

10.【答案】B

【解析】患者无感染症状，以激素＋非甾体抗炎药＋类风湿药物对症治疗为首选。

11.【答案】E

【解析】脾胃居于中焦，脾宜升则健，胃宜降则和，升降相因，脾胃是维持我们生命活动的重要环节，其升降运动构成了人体气机升降的枢纽。

12.【答案】C

【解析】阴阳学说认为，自然界任何事物在一定时间、一定限度内，相互对立、相互依存的阴阳双方始终在不断的进行消长和变化，以保持事物的相对动态平衡，维持事物正常的发生、发展和变化。自然界的四时气候变化、更替就是一个典型的阴阳消长、平衡的过程。

13.【答案】D

【解析】远志性辛、苦，微温，归肺、心经。功效：宁心安神，祛痰开窍，消痈肿。故选D。

14.【答案】A

【解析】首乌藤性平，味甘，归心经、肝经；能够养血安神、祛风通络，属安神药下属分类的养心安神药。外用适量，煎水洗患处。用治失眠多梦、血虚身痛、风湿痹痛；外治皮肤瘙痒。故选A。

15.【答案】D

【解析】该患者素有痰饮，外感风寒，根据症状表现，考虑为外寒内饮证，方用小青龙汤。

16.【答案】D

【解析】麻黄杏仁甘草石膏汤主治外感风邪，邪热壅肺证，麻黄宣肺平喘散邪，石膏清泻肺热生津，两者相合共为君药，石膏倍于麻黄使全方辛凉为主。

17.【答案】C

【解析】上呼吸道感染的患者会引起多种并发症，比较常见的并发症就是喉炎或者是肺炎，还会引起中耳炎。还有的患者如果病情特别严重的情况下，还可引起肺脓肿、肺气肿，或引起气胸、血胸或胸膜炎、肺积水等并发症。还有的上呼吸道感染患者持续发展久治不愈的情况下还可引起哮喘疾病，上呼吸道感染的患者还可诱发其他并发症，比如胃肠道疾病，如急性肠炎或急性胃炎都属于上呼吸道感染的并发症。所以选C。

18.【答案】A

【解析】慢性阻塞性肺疾病是一种以完全性持续性、不可逆性气流受限为主要特征的肺部疾病。其在我国老年人中的发病率较高。慢阻肺的病因并不明确，但大多数患者追溯病史多与慢性支气管炎和肺气肿有关。刺激慢性阻塞性肺疾病急性发作的危险因素主要分为环境因素和自身因素，主要的环境因素有吸烟、粉尘、刺激性气体吸入、空气污染严重或感染等；自身因素有遗传性因素或先天性气管和支气管的畸形。所以选A。

19.【答案】A

【解析】慢性阻塞性肺疾病稳定期现有常用的药物主要包括支气管扩张剂、糖皮质激素、抗生素、黏液溶解剂、免疫调节剂、疫苗等。所以选A。

20.【答案】B

【解析】肺动脉高压早期，右心室尚能代偿，舒张末期压仍正常。随着病情的进展，特别是急性加重期，肺动脉压持续升高，超过右心室的代偿能力，右心失代偿，排出量下降，右心室收缩末期残留血量增加，舒张末期压增高，促使右心室扩大和右心衰竭。

21.【答案】A

【解析】缺氧可促使肺内产生多种生长因子，刺激血管壁增厚。血管炎性变化使血管重构阻力加大，产生肺动脉高压。

22.【答案】B

【解析】氧疗的方法要注意是持续的低流量的给氧，氧流量是1～2L/min，氧浓度不要超过28%～30%。持续的时间每天要在15小时以上。最需要注意的是持续低流量的给氧，不要将氧浓度和氧流量调太高，因为这样会引起二氧化碳潴留，会加重呼吸衰竭，加重缺氧。

23.【答案】A

【解析】当支气管极度痉挛或广泛的痰栓阻塞，或全身衰竭而呼吸浅慢时哮鸣音反而减少甚至消失，即“沉默肺”。

24.【答案】A

【解析】支气管哮喘是一种气道慢性炎症反应，常伴有广泛而多变的气流阻塞，此种炎症常导致反复发作的喘息、气促、胸闷和/或咳嗽等症状，多在夜间和/或凌晨发生。该病是常见病、多发病，以青壮年和儿童居多。

25.【答案】A

【解析】反治法又叫从治法，主要包括热因热用，寒因寒用，塞因塞用，通因通用。

26.【答案】A

【解析】六味地黄汤用于治疗头晕耳鸣，腰膝酸软，骨蒸潮热，盗汗遗精等肾阴虚证；增液承气汤滋阴增液，用于泻热通便；沙参麦冬汤清养肺胃，生津润燥；益胃汤滋养胃阴。

27.【答案】B

【解析】急性血吸虫病的外周血象特征性改变是嗜酸粒细胞显著增多；伤寒血常规白细胞减少，还有血红蛋白和血小板减少。但是血常规只作为参考，不作为临床诊断，要想诊断还是要依靠肥达血清反应或在大便和血液中找到伤寒杆菌。

28.【答案】A

【解析】银翘散具有辛凉透表、清热解毒的功效；桑菊饮疏风清热，宣肺止咳。

29.【答案】B

【解析】营气是由饮食水谷所化生的精气，行于脉内，具有化生血液，营养周身的功能。

30.【答案】C

【解析】由于深穿支动脉供血范围有限，所以单一支的阻塞只引起很小范围脑组织的缺血坏死，即形成所谓的腔隙。腔隙性脑梗死为直径0.2~15mm的囊性病灶。本患者深穿支可见一个圆形腔隙性低密度阴影，边界清晰，考虑诊断为腔隙性脑梗死。

31.【答案】B

【解析】气血郁滞，气血运行欠畅通，故经前或经期少腹胀痛、拒按，经量少或排出不畅；经血瘀滞，故色暗有块；块下瘀滞稍通，故疼痛暂减；瘀滞随经血而外泄，故经后疼痛自消。辨证为气滞血瘀，方选膈下逐瘀汤。

32.【答案】B

【解析】患者早晨突然昏倒，不省人事，牙关紧闭，口噤不开，两手握固，中医诊断为中风；躁扰不宁，面赤身热，口臭气粗，大小便闭，舌红，苔黄腻，脉弦滑而数，辨证为阳闭。

33.【答案】D

【解析】患者心烦，少寐，手足心热，盗汗，口渴，大便秘结，舌质红，苔薄黄，脉细数，辨证为阴虚毒蕴证，可用沙参麦冬汤合五味消毒饮治疗。

34.【答案】A

【解析】急性肝炎以一般治疗和支持治疗为主，早期绝对卧床休息，配合饮食疗养，除急性丙型肝炎外，一般急性肝炎不予抗病毒治疗。

35.【答案】B

【解析】阿司匹林为抗血小板凝集治疗药物，而溶栓或抗凝时一般不同时进行抗血小板凝集治疗，否则易加重出血的风险。

二、多选题（每题2个得分点）

1.【答案】ABDE

【解析】慢性肾小球肾炎以蛋白尿、血尿、水肿、高血压为基本临床表现，常伴有不同程度的肾功能损害。

2.【答案】ABC

【解析】孕妇在中后期，血浆容量明显增多，血液被稀释；6个月至2岁婴幼儿生长发育迅速所致的造血原料相对不足；老年人骨髓造血容量逐渐减少，使造血功能减退，均可导致红细胞及血红蛋白减少，统称为生理性贫血。

3.【答案】BCD

【解析】A选项小青龙汤的组成中有麻黄，但无杏仁；E选项桂枝汤的组成中麻黄杏仁均没有。

4.【答案】AC

【解析】糖皮质激素的应用原则是小剂量、短疗程。

5.【答案】ABCDE

【解析】癫痫的病因中先天性疾病有：①皮质发育障碍如灰质异位、巨脑畸形等；②脑穿通畸形；③脑积水；④脑性瘫痪；⑤脑面部血管瘤病等均可引起癫痫；⑥结节性硬化症常以癫痫为主要临床症状。

6.【答案】ABCD

【解析】慢性肾炎病理改变是双肾一致性的肾小球改变，常见的病理类型有系膜增生性肾小球肾炎（包括IgA和非IgA系膜增生性肾小球肾炎）、膜增生性肾小球肾炎、膜性肾病及局灶性节段性肾小球硬化。系膜毛细血管性肾炎为肾病综合征的病理类型。

7. 【答案】BCD

【解析】缺铁性贫血的血象检查中，MCV、MCH、MCHC 都降低，血片中可见红细胞体积小，中央淡染区扩大。网织红细胞计数多正常或轻度增高。白细胞和血小板计数可正常或减低，也有部分病人血小板计数升高。选 BCD。A 选项本身正确，但不符合题意。E 选项一般见于巨幼细胞贫血。

8. 【答案】BC

【解析】患者证属胃痛之饮食伤胃证，治当消食导滞，和胃止痛，首选保和丸，若服药后效果不显，胃脘胀痛而便闭者，可合用小承气汤或枳实导滞丸；胃痛急剧而拒按，伴见苔黄燥，便秘者，为食积化热成燥，则合用大承气汤。

9. 【答案】CD

【解析】患者脸圆，肤色暗红，向心性肥胖，呈库欣综合征，根据其现有检查结果，最可能的为异位 ACTH 综合征及肾上腺皮质癌。B 选项垂体性库欣病的尿 17 – 酮皮质类固醇一般呈中度增高，约 69μmol/24h，且蝶鞍影像多可见微腺瘤，少数可见大腺瘤；E 选项肾上腺皮质腺瘤尿 17 – 酮皮质类固醇一般可见正常或轻度增高。

10. 【答案】BDE

【解析】下消阴阳两虚证代表方用金匮肾气丸加减，若见尿量多而混浊者，加益智仁、桑螵蛸、覆盆子、金樱子等益肾收摄。

11. 【答案】CDE

【解析】该患者全血细胞减少，结合骨髓及染色体核型考虑最可能为骨髓增生异常综合征，骨髓增生异常综合征的治疗有：①严重贫血或有出血的患者输注红细胞及血小板；②促造血治疗如 EPO、雄激素等；③生物反应调节剂，如沙利度胺或来那度胺；④去甲基化药物，如阿扎胞苷和地西他滨能逆转骨髓增生异常综合征抑癌基因启动子 DNA 过甲基化，改变基因表达，减少输血量。

12. 【答案】AC

【解析】硝普钠能同时扩张动脉和静脉，降低前、后负荷，但硝普钠在体内红细胞中代谢产生氰化物，长期或大剂量使用应注意可能发生硫氰酸中毒，尤其是肾功能损害者，A 错；肝肾阴虚证方选杞菊地黄丸，C 错。

13. 【答案】AD

【解析】该患者以腹大胀满为主证，判断属于中医之鼓胀，根据证型判断为水热蕴结证，为湿热壅盛，蕴结中焦，浊水内停而成，治当清热利湿，攻下逐水，方用中满分消丸合茵陈蒿汤加减。

14. 【答案】ABCD

【解析】中毒性菌痢的治疗有抗菌治疗、抗休克治疗、防治脑病、抢救呼吸衰竭。

15. 【答案】ABCD

【解析】慢性菌痢的治疗有抗菌药物治疗、菌苗治疗、局部灌肠、肠道菌群失调的处理。

三、共用题干题（每个提问有 1 个得分点）

1. 【答案】B

【解析】悬饮的特点为胸胁饱满，咳唾引痛，喘促不能平卧。患者往来寒热，以咳嗽、胁痛、转侧疼痛加重不能平卧为特征，故当诊断为悬饮。

2. 【答案】A

【解析】患者证属于悬饮邪犯胸肺证，其证机为邪犯胸肺，枢机不利，肺失宣降。

3. 【答案】D

【解析】悬饮邪犯胸肺证，还可见干呕、口苦、咽干、舌苔薄白或黄。

4. 【答案】E

【解析】悬饮邪犯胸肺证，治当和解宣利，方用柴枳半夏汤加减。

5. 【答案】A

【解析】悬饮邪犯胸肺证的兼证中，若痰饮内结，肺失肃降，见咳逆气急者，加白芥子、桑白皮化痰泻肺；咳嗽而痰难出者，加浙贝母、鲜竹沥化痰祛痰；胁痛较甚者，加郁金、桃仁、延胡索以通络止痛；心下痞硬，口苦，干呕者，加黄连以配半夏、瓜蒌苦辛开痞散结；身热盛而汗出，咳嗽气粗者，去柴胡，加麻黄、杏仁、石膏清热宣肺化痰。

6.【答案】B

【解析】患者有发作性的意识丧失，四肢抽搐，口吐白沫，脑电图检查有痫性发作波形，首先考虑为癫痫，中医即为痫证。

7.【答案】A

【解析】患者主要发病特征为意识丧失和全身抽搐，发作后伴有精神恍惚，嗜睡，结合 EEG 波形，考虑主要是全面性强直－阵挛发作（GTCS）。患者虽有少数几次失神发作症状，但不是主要发作类型。

8.【答案】A

【解析】对 GTCS 首选药物为丙戊酸钠。

9.【答案】E

【解析】患者平素头痛，痛有定处，口唇青紫，舌有瘀斑，为痫证瘀阻脑络证的证候，治当活血化瘀，方用通窍活血汤。

10.【答案】D

【解析】患者以震颤为首发表现，并伴有运动迟缓、肌强直、步态异常，符合帕金森四大主要表现，考虑为帕金森综合征。血管性痴呆以认知功能下降及行为障碍为主要表现，多突然起病，CT 可见脑白质内低密度灶；阿尔茨海默病以认知障碍为主，多缓慢起病，CT 可见侧脑室扩大及脑沟增加。患者气短乏力，头晕眼花，脉细无力，考虑为帕金森综合征之气血两虚证。

11.【答案】A

【解析】帕金森综合征气血两虚证治当益气养血，熄风通络，方用八珍汤合天麻钩藤饮加减。

12.【答案】B

【解析】同上题。

13.【答案】C

【解析】帕金森综合征的治疗常用药物有：①抗胆碱能药物如苯海索、丙环定、苯托品等；②金刚烷胺；③左旋多巴；④DA 受体激动剂如普拉克索、罗匹尼罗、溴隐亭等；⑤单胺氧化酶 B 抑制剂如思吉宁。吡拉西坦为脑营养药物，多用于阿尔茨海默病或血管性痴呆的治疗。

14.【答案】A

【解析】患者出现突发的智能异常，并伴有右侧肢体活动及感觉异常的神经系统表现，考虑是血管性痴呆。其与阿尔茨海默病的鉴别点在于血管性痴呆起病突然，且伴有神经系统表现；阿尔茨海默病则起病缓慢，呈渐进性。患者智力下降，神情呆滞，懈怠思卧，齿枯发焦，腰酸腿软，头晕耳鸣，舌体瘦小，苔薄，脉沉细。中医诊断为痴呆，辨证为髓海不足。

15.【答案】A

【解析】中医诊断为痴呆，辨证为髓海不足，代表方：七福饮。

16.【答案】B

【解析】髓海不足证治法：滋补肝肾，生津养髓。

17.【答案】D

【解析】该患者可诊断为不稳定型心绞痛。不稳定型心绞痛的胸痛或胸部不适的性质与典型的稳定型心绞痛相似，但疼痛更为剧烈，持续时间往往达 30 分钟，偶尔在睡眠中发作。卧床休息和含服硝酸酯类药物仅出现短暂或不完全性胸痛缓解。常规心电图 ST 段压低或升高和/或 T 波倒置，常呈短暂性，随心绞痛缓解而完全或部分消失。如果 ST－T 改变持续 6 小时以上，则提示非 Q 波性心肌梗死。ST－T 亦可无改变，必要时可行 B 超、胸片等检查。

18.【答案】A

19.【答案】B

【解析】患者胸痛反复发作，现以胸部刺痛，痛无定时，夜间尤甚为主，属中医“胸痹”范畴，病处固定，受情绪波动影响，时有心悸，舌质紫黯，脉象沉涩，辨证为心血瘀阻证，治法当活血化瘀，通脉止痛，方选血府逐瘀汤。

20.【答案】D

四、案例分析题

1.【答案】BDG

【解析】患者有慢性病史，贫血，肌酐增高，高血钾，肌酐清除率 < 80ml/min，考虑慢性肾衰竭；B 型钠尿肽增高，可能有心衰；同时患者蛋白尿定量 > 3.5g/24h，有低蛋白血症，符合肾病综合征的诊断。

2.【答案】ACD

【解析】患者钠尿肽升高考虑有心力衰竭，应继续完善心脏检查，同时完善肾脏彩超。

3.【答案】ABCEF

【解析】患者除基本的支持治疗外，应注意纠正贫血，患者的贫血多属肾性贫血，优先使用 rHuEPO 治疗，其血红蛋白 87g/L，尚未出现明显的贫血危症，暂不需要输血。

4.【答案】D

【解析】患者下肢肿甚，纳呆便溏，面色萎黄，乏力，四肢倦怠，均属脾阳虚弱证候，辨证为脾阳虚衰证，治当温运脾阳，以利水湿。方用实脾饮加减。

5.【答案】A

【解析】肾阳衰微证首选方剂为真武汤

6.【答案】DH

【解析】气虚甚者，证见气短盛弱者，可加人参、黄芪以健脾益气，临床中有经验若黄芪用至 60g 可有效减少蛋白尿，少于 60g 则通常无效，可以参考。若小便短少，可加桂枝、泽泻，以助膀胱气化而行水。

模拟试卷五

一、单选题（每题1个得分点）

1.【答案】C

【解析】患者反复发作胸痛2年，突发左侧胸闷痛3小时持续不缓解，中医诊断为胸痹；形寒畏冷，四肢不温，冷汗自出，伴心悸，气短，舌紫黯，苔白，脉沉紧，辨证为寒凝心脉；治法为温经散寒，活血通痹；方选当归四逆汤合苏合香丸加减。

2.【答案】D

【解析】患者出现右心衰竭、心悸、气短、肝大、下肢水肿，可考虑诊断为慢性肺源性心脏病失代偿期。代偿期表现为咳嗽、咳痰、喘息、活动后感心悸、气短、乏力和劳动耐力下降。

3.【答案】B

【解析】患者辨证为内伤发热、血瘀证，血瘀不通，瘀而生热，表现为午后或夜晚发热，或自觉身体某些部位发热；口燥咽干，但不多饮，肢体或躯干有固定痛处或肿块，面色萎黄或晦暗，舌青紫或有瘀点、瘀斑，脉弦或涩等为常见症的内伤发热证候；治疗时应活血化瘀。

4.【答案】E

【解析】患者心悸、气短，考虑诊断为心悸；气短，倦怠乏力，面色苍白，动辄汗出，头晕，面颧黯红，夜寐不安，口干，舌质红，苔薄白，脉细数无力，辨证为气阴两虚；治宜益气养阴，养心安神，用炙甘草汤加减。

5.【答案】C

【解析】患者突然昏倒，不省人事，诊断为中风；目合口张，鼻鼾息微，手撒肢冷，汗多，二便失禁，肢体软瘫，舌痿，脉细微，辨证为闭证－阴闭；治宜回阳固脱。

6.【答案】C

【解析】缺铁性贫血口服铁剂治疗后首选出现的反应即网织红细胞升高，该患者试服铁剂治疗2周后复查血象，网织红细胞上升达6%，且镜检见红细胞大小不等，中心淡染区扩大，为缺铁性贫血的典型表现。综合考虑为缺铁性贫血。

7.【答案】C

【解析】颈部两侧方有一肿块，肿块较小约胡豆大，考虑为瘰疬。瘰疬临床表现：初期颈部核块如黄豆大小，1个或数个，可同时出现或相继发生，皮色不变，质稍硬，表面光滑，不热不痛，推之能活动。

8.【答案】B

【解析】剧烈咳嗽后突然昏倒，喉有痰声，舌苔白腻，脉沉滑，痰随气升，痰盛上逆，闭阻清窍，导致肢体厥冷、甚则昏厥，即为痰厥。治疗时应选主方为导痰汤。

9.【答案】C

【解析】支气管哮喘持续状态：持续发作24小时以上不能缓解。

10.【答案】C

【解析】余嘉言以败毒散治疗外邪陷里之痢疾，是内陷之邪还从表出，意为表邪疏散，里滞亦除，此谓“逆流挽舟”。

11.【答案】B

【解析】此题最易误选D，参苏饮与败毒散皆佐人参以治疗气虚外感，败毒散以羌活、独活为主治疗风寒夹湿之表证，证可见无汗，脉浮无力；参苏饮以苏叶、葛根配伍陈皮、半夏等治疗素体内有痰湿又外感风寒之证，证可见咳痰色白、胸脘满闷等痰湿表现。

12.【答案】B

【解析】党参补中益气、健脾益肺；黄芪补气固表、利尿、托毒排脓、生肌；太子参益气健脾、生津润肺。此三药均属补虚药下属分类的补气药，且均归脾、肺经，故选B。

13.【答案】B

【解析】西洋参补气养阴、清热生津；山药健脾，补肺，固肾，益精；太子参益气健脾、生津润肺。上述药物均属补虚药下属分类的补气药。沙参归肺经、胃经。养阴清肺，化痰，益气，属补虚药下属分类的补阴药；玄参凉血滋阴、泻火解毒。属清热药下分类的清热凉血药。故选B。

14.【答案】A

【解析】指阴寒偏盛损伤阳气，过用酸苦涌泄之品亦可损伤阳气，导致阳气不足的病变发生。《素问·阴阳应象大论》："气味辛甘发散为阳，酸苦涌泄为阴。阴胜则阳病，阳胜则阴病。"故属于阴阳的对立制约。《素问·阴阳应象大论》指出："阴胜则阳病，阳胜则阴病；阳胜则热，阴胜则寒"，旨在说明在人体的生命运动过程中，阴阳双方相互对立、相互制约、相互对抗，以取得相对的动态平衡，维持人体正常的生命活动。若阴阳之间的对立制约关系失常，就会出现阴阳双方中一方过于亢胜或不及，导致对另一方的"制约太过"或"制约不足"，从而引起各种疾病的发生。

15.【答案】E

【解析】以静制动，以阳制阴，动静、阴阳体现了事物存在的相互对立的两个方面，镇之、胜之体现了对立的双方相互制约的关系，从而取得阴阳之间相对的动态平衡。

16.【答案】C

【解析】该证为瘀热伤肝证，治当疏肝清热，凉血活血，方用茵陈蒿汤合柴胡疏肝散加减。

17.【答案】E

【解析】类风湿性疾病时，RF的阳性率可高达70%～90%。ASO阳性表示患者近期内有A群溶血性链球菌感染，常见于活动性风湿热、风湿性关节炎等；病理性血沉加快可见于各种炎症性疾病、组织损伤及坏死、恶性肿瘤、各种原因导致血浆球蛋白相对或绝对增高时、部分贫血患者及其他。ASK阳性：见于急性风湿热或风心病风湿活动期，ASK效价可显著升高；ASK阳性为存在链球菌感染的证据；接受链激酶溶栓治疗的急性心肌梗死患者血清ASK可呈阳性反应。AH阳性：测定血清中的抗透明质酸酶（AH）有助于确定链球菌感染是否存在。

18.【答案】A

【解析】长期缺氧和高碳酸血症刺激颈动脉窦和主动脉体化学感受器，反射性地通过交感神经兴奋，儿茶酚胺分泌增加，使肺动脉收缩。

19.【答案】A

【解析】肺心病患者出现烦躁不安，主要是由于缺氧引起的，应用镇静剂时应慎重，以免出现呼吸抑制。

20.【答案】D

【解析】慢性失血是引起缺铁性贫血的主要原因，故选D。

21.【答案】A

【解析】缺铁性贫血的病因一般有失血过多，摄入不足或吸收不良，胃次全切除术后易影响正常的铁吸收导致缺铁性贫血，故选A。

22.【答案】D

【解析】地西泮因对呼吸有抑制作用，甚至引起呼吸停顿，故使用时应密切观察呼吸和血压，并做好抢救准备。能引起血压急剧下降和心律失常的药物是苯妥英钠，对肝肾有影响的药物是异戊巴比妥钠。

23.【答案】B

【解析】苯妥英钠为长作用抗痫药，用于地西泮控制发作后防止复发。其可引起血压急剧下降及心律失常，应密切观察血压和心电图，心功能不全、心律失常、冠心病及高龄患者慎用或不用。

24.【答案】B

【解析】高血压的治疗目标是力争把血压控制在理想水平（＜130/80mmHg）。

25.【答案】D

【解析】慢性肾小球肾炎对尿蛋白的治疗目标是争取减少至 <1g/d。

26.【答案】A

【解析】肺循环阻力增加，引起肺动脉高压，使右心负荷增加，从而逐渐发展为慢性肺源性心脏病。

27.【答案】E

【解析】病人月经正常，贫血的病因主要是痔疮导致的长期出血，IDA 诊断后一定要寻找并尽可能去除病因。故选 E。

28.【答案】D

【解析】患者发病前有风湿性心脏病和房颤，突然口角斜，口齿不清，伴左上肢无力，考虑为脑栓塞。心源性脑栓塞在脑栓塞中最常见，约 75% 的心源性栓子栓塞于脑部，引起脑栓塞的常见心脏疾病有心房颤动、心脏瓣膜病、感染性心内膜炎、心肌梗死、心肌病、心脏手术、先天性心脏病、心脏黏液瘤等。

29.【答案】B

【解析】患者烦渴多饮，口干舌燥，尿频量多，舌边尖红，苔薄黄，脉洪数，辨证为肺热津伤。治法：润肺清热，生津止渴。选用消渴方。肺热津伤属上消，上中下三消应注意鉴别，上消以烦渴多饮为主，中消以多食为主，下消以多尿为主。

30.【答案】C

【解析】患者口角右偏，左手不能持物，伴左下肢不能行走，短时间内缓解，符合短暂性脑缺血发作的典型临床表现，即对侧肢体轻度偏瘫或偏身感觉异常，优势半球受损出现一过性的失语或失用或失读或失写，或同时面肌、舌肌无力。

31.【答案】D

【解析】支气管哮喘是嗜酸粒细胞、肥大细胞等多种细胞参与的慢性气道炎症疾病，临床上常见于过敏导致。所以 D 项血象见嗜酸粒细胞增多可以更明显协助诊断出支气管哮喘。

32.【答案】D

【解析】有些患者咯血可能是其首发和唯一的主诉，临床上称为“干性支气管扩张症”，常见于结核性支气管扩张，病变多在上叶支气管。

33.【答案】E

34.【答案】A

35.【答案】C

【解析】厥证的病机主要是气机逆乱，升降乖戾，气血阴阳不相顺接。病变脏腑主要在心、肝涉及脾肾，与肺无关。

二、多选题（每题 2 个得分点）

1.【答案】ABCE

【解析】慢性肾小球肾炎中医为本虚标实之证，本虚常见肺肾脾虚、脾肾阳虚、肝肾阴虚和气阴两虚，标实则以湿、瘀、浊为多。

2.【答案】ABCD

【解析】组织缺铁表现有精神行为异常，如烦躁、易怒、注意力不集中、异食癖；体力、耐力下降；易感染；儿童生长发育迟缓、智力低下；口腔炎、舌炎、舌乳头萎缩、口角皲裂、吞咽困难；毛发干枯、脱落；皮肤干燥、皱缩；指（趾）甲缺乏光泽、脆薄易裂，重者指（趾）甲变平，甚至凹下呈勺状（匙状甲）。

3.【答案】AD

【解析】桂枝汤中桂枝、芍药等量配伍，既营卫同邪，邪正兼顾，又散中有收，汗中寓补，相反相成。

4.【答案】BD

【解析】该患者为类风湿关节炎阴虚内热证，治当养阴清热，祛风通络，方用丁氏清络饮加减。若兼湿热者，当合以三妙散清热祛湿。

5.【答案】ABCDE

【解析】引起癫痫的全身性疾病有心血管疾病（高血压脑病等）、急性肾功能衰竭、慢性肾功能衰竭、肺性脑病、代谢及内分泌障碍（胰岛细胞瘤致低血糖等）、电解质紊乱（低血钙等）、缺氧（一氧化碳中毒等）

及中毒等。

6. 【答案】ACD

【解析】慢性肾小球肾炎中医为本虚标实之证，本虚常见肺肾脾虚、脾肾阳虚、肝肾阴虚和气阴两虚，标实则以湿、瘀、浊为多。

7. 【答案】ADE

【解析】小细胞低色素性贫血的常见疾病有缺铁性贫血、铁幼粒细胞贫血、珠蛋白生成障碍性贫血。

8. 【答案】ABCDE

【解析】痢疾为中医病证名，是以痢下赤白脓血，腹痛，里急后重为临床特征；主要病因是外感时邪疫毒，内伤饮食不洁；病位在肠，与脾胃有密切关系；病机为湿热、疫毒、寒湿结于肠腑，气血壅滞，脂膜血络受损，化为脓血，大肠传导失司，发为痢疾。暴痢多实证，久痢多虚证。对于具有传染性的细菌性痢疾和阿米巴痢疾，应重在预防，控制传染。

9. 【答案】BCDE

【解析】胰腺自身消化的连锁反应中起主要作用的酶是：磷脂酶 A、激肽释放酶、弹性蛋白酶、脂肪酶。胰淀粉酶是由胰腺分泌的一种水解酶，是作用于可溶性淀粉、直链淀粉、糖原等 $\alpha-1,4-$葡聚糖，水解 $\alpha-1,4-$糖苷键的酶，属于 $\alpha-$淀粉酶的一种。

10. 【答案】CE

【解析】胃脘疼痛，痛有定处拒按，痛如针刺或刀割，舌紫暗，脉涩，辨证为瘀血阻滞，方用失笑散合丹参饮。

11. 【答案】ABC

【解析】不通则痛是实证，阴血不足及气血两虚属于虚证。

12. 【答案】ABCDE

【解析】痢疾的治疗，以初痢宜通，久痢宜涩，热痢宜清，寒痢宜温，寒热虚实夹杂者宜通涩兼施、温清并用为原则。

13. 【答案】AB

【解析】甲状旁腺素增高血钙，降低血磷；$1,25-(OH)_2-D_3$ 升高血钙和血磷。甲状腺素对血钙磷无直接作用；生理量的糖皮质激素不是主要调节钙、磷代谢的激素；泌乳素对血钙磷无影响。

14. 【答案】DE

【解析】寒凝胃脘，阳气被遏，气机阻滞，不通则痛属实；饮食不节，损伤脾胃，胃气壅滞，致胃失和降，不通则痛，亦属实，此二者属于急性胃炎的证治分型。

15. 【答案】ABD

【解析】慢性肾衰竭的发病机制包括：①肾单位高滤过；②肾单位高代谢；③肾组织上皮细胞表型转化；④AngⅡ促进血压升高并诱导细胞增生；⑤细胞因子－生长因子促进细胞外基质增多；⑥蛋白尿可引起肾小管损害、间质炎症及纤维化；⑦细胞凋亡，肾脏固有细胞减少。C、E 两项为尿毒症相关症状如低钙血症的发病机制。

三、共用题干题（每个提问有 1 个得分点）

1. 【答案】B

【解析】缺铁性贫血的病因有：①需铁量增加而铁摄入不足；②铁吸收障碍；③铁丢失过多。患者有慢性失血病史，长期月经过多，属于铁丢失过多。

2. 【答案】D

【解析】缺铁性贫血的补铁治疗首选口服铁剂，如硫酸亚铁 0.3g，每日 3 次；或右旋糖酐铁 50mg，每日 2～3 次。

3. 【答案】A

【解析】患者证属脾胃虚弱证，治当健脾和胃，益气养血，方用香砂六君子汤合当归补血汤。

4. 【答案】B

【解析】香砂六君子汤组成为人参、白术、茯苓、甘草、陈皮、半夏、砂仁、木香；当归补血汤组成为黄芪和当归。

5. 【答案】E

【解析】该患者有关节异常和晨僵，考虑类风湿关节炎，应完善相关检查，一般不需检查尿常规。

6.【答案】D

【解析】临床表现结合实验室检查，该患者诊断为类风湿关节炎。

7.【答案】E

【解析】A选项非甾体抗炎药单独使用只能起到缓解作用，一般需要联合其他药物应用。由于NSAIDs药物会同时抑制胃黏膜合成生理性前列腺素，故常有胃肠道不良反应如腹痛，严重者可有出血、穿孔，故临床使用时宜合用保护胃黏膜药物，且活动性溃疡禁用，心血管、病、肝病慎用，故B对；类风湿性关节炎急性期采用滑膜切除术可缓解病情，但容易复发，无法根治，C对；糖皮质激素治疗类风湿关节炎的原则是小剂量、短疗程，D对。E选项临床中甲氨蝶呤的疗程至少维持半年。

8.【答案】B

【解析】A选项异功散证见胃脘闷滞之气滞证；C选项香砂六君子汤加入木香、砂仁、陈皮、半夏可行气化痰，证见呕吐痞闷，不思饮食；D选项参苓白术散主治脾虚夹湿，证可见泄泻；E选项补中益气汤也可主治脾胃虚弱证，但证候表现更重，伴有中气下陷表现，如可见肢软、面色㿠白等。

9.【答案】C

【解析】同上题。此题六君子汤与香砂六君子汤难以鉴别，香砂六君子汤乃六君子汤加木香、砂仁，除治疗痰湿外还可理气，故除六君子汤之胸脘痞闷、呕吐等，还可治疗脘腹胀痛之气滞症状。

10.【答案】A

【解析】保元汤功用益气温阳，主治虚损劳怯，元气不足证；症见怠倦乏力，少气畏寒；组成为人参、黄芪、炙甘草、肉桂，既可补气益气，又有肉桂温肾助阳，引火归原。

11.【答案】A

12.【答案】C

13.【答案】B

【解析】患者逐渐出现失语，记忆力衰退，计算力下降，考虑诊断为痴呆；左侧肢体活动不利，左侧感觉障碍，表情呆滞，行动迟缓，口齿不清，出现了脑梗死灶累及与认知功能密切相关的皮层、皮层下功能部位所导致的痴呆综合征。考虑是血管性痴呆。中医诊断为痴呆，患者腰膝酸软，食少纳呆，少气懒言，流涎，舌淡体胖，苔白，脉沉弱，辨证为脾肾亏虚证。治法：温补脾肾，养元安神。代表方：还少丹。

14.【答案】C

【解析】若患者出现呃逆不食，可加生黄芪、清半夏、炒麦芽以止呕开胃消食。

15.【答案】C

【解析】若患者出现夜尿频多，可加菟丝子、蛇床子。

16.【答案】A

【解析】患者口渴、乏力半年就诊。空腹血糖9.9mmol/L，西医考虑诊断为糖尿病，中医诊断为消渴。

17.【答案】E

【解析】患者口渴引饮，饮食减少，精神不振，四肢乏力，体瘦，舌质淡红，苔白而干，脉弱。辨证为脾胃气虚证；症见口渴引饮，或精神不振，纳食减少，四肢乏力，舌淡苔白，脉细弱无力。治则：健脾益气，生津止渴。主方：七味白术散或参苓白术散。

18.【答案】D

【解析】同上题。

19.【答案】E

【解析】若口渴明显加天花粉、生地，滋阴补肾，生津止渴。

20.【答案】A

【解析】若患者出汗过多，可加五味子、山萸肉收敛止汗。

四、案例分析题

1.【答案】A

【解析】支气管哮喘以发作性伴有哮鸣音的呼气性呼吸困难或发作性咳嗽、胸闷为特征。严重者被迫采取坐位或呈端坐呼吸，干咳或咳大量白色泡沫痰，甚至出现发绀等，有时咳嗽是唯一的症状，此时称咳嗽变异型哮喘。有的青少年患者则以运动时出现胸闷、咳嗽及呼吸困难为唯一的临床表现，即运动性哮喘。哮喘症状可在数分钟内发作，经数小时至数天，用支气管舒张剂缓解或自行缓解。某些患者在缓解数小时后可再次发作。夜间及凌晨发作和加重常是哮喘的特征之一，同时可能存在肺不张、气胸或纵隔气肿等并发症。临床治疗应尽快缓解气道阻塞。

2.【答案】AB

3.【答案】A

【解析】患者查体可见呼吸困难以呼气为主，双肺广泛性呼气性哮鸣音，可以诊断为哮证。

4.【答案】B

【解析】喘粗气短，语声低微，自汗畏风，咳痰清稀色白，舌淡苔白，脉细弱，可辨证为缓解期的肺虚证。

5.【答案】ABCDEF

【解析】因为哮喘无特效治疗方法，所以应进行长期规范性治疗以控制症状，减少发作，防止病情恶化，提高生活质量，延缓或防止不可逆性气道阻塞的形成。

6.【答案】ABCF

【解析】支气管哮喘无特效的治疗方法，多是对症处理和抗过敏，预防主要从防过敏入手，所以免疫抑制剂、应用抗生素不作为预防措施，只能是在必要的情况下作为治疗方法。

模拟试卷六

一、单选题（每题1个得分点）

1.【答案】D

【解析】患者血清钠浓度160mmol/L，高于145mmol/L，诊为高钠血症，因发生于静脉滴注生理盐水后出现高血钠，结合患者既往慢性肾脏病及尿比重增高，考虑为潴钠性高钠血症。

2.【答案】E

【解析】因与他人争吵而突发呼吸短促，息粗气憋，胸闷痛，咽中如窒，苔薄，脉弦。考虑为气厥实证，方用五磨饮子降气开郁。

3.【答案】E

【解析】慢性萎缩性胃炎胃镜检查：①胃黏膜颜色变淡；②黏膜下血管透见；③黏膜皱襞细小甚至消失；④当萎缩性胃炎伴有腺体颈部过度增生或肠上皮化生时，黏膜表面粗糙不平，呈颗粒状或结节状，有时可见假息肉形成，而黏膜下血管显露的特征常被掩盖；⑤萎缩黏膜脆性增加，易出血，并可有糜烂灶；⑥萎缩性胃炎可同时伴有慢性浅表性胃炎的表现，如充血红斑、附着黏液以及反光增强等。患者胃窦皱襞平坦，黏膜粗糙无光泽，黏膜下血管透见，考虑慢性萎缩性胃炎。

4.【答案】C

【解析】粟粒性肺结核：肺内表现为许多大小一致的粟粒状致密阴影，直径均在1~2mm，多呈圆形、椭圆形，边界清晰，广泛而均匀地分布于两肺全肺野。

5.【答案】C

【解析】病态窦房结综合征的标准：严重的窦性心动过缓，＜50次/分；窦性停搏和/或窦房阻滞；心动过缓与心动过速交替出现。患者心率在40~50次/分，近3个月有阵发性心动过速发作，考虑诊断为病态窦房结综合征。

6.【答案】B

【解析】类风湿关节炎治疗的主要目的以缓解症状为主，减轻关节炎症反应，尽可能保护关节和肌肉的功能，最终达到病情完全缓解或降低疾病活动度的目标。关节肿痛明显者应强调休息及关节制动，而在关节肿痛缓解后应注意早期开始关节的功能锻炼。此外，理疗、外用药等辅助治疗可快速缓解关节症状。

7.【答案】D

【解析】该患者考虑诊断为Alzheimer病，Alzheimer病是以进行性痴呆为主要临床表现的大脑变性疾病，以逐渐出现记忆障碍，记忆力受损为主，掌握知识能力逐渐下降，社交能力下降，伴有言语困难，不能准确判断物品位置。

8.【答案】B

9.【答案】C

【解析】①根据解剖分类分为大叶性肺炎、小叶性肺炎、间质性肺炎；②根据患病环境分社区获得性肺炎和医院获得性肺炎；③根据病因分为细菌性肺炎、病毒性肺炎、非典型病原体所致肺炎、其他病原体所致肺炎、肺真菌病、理化因素所致肺炎；④根据病程分为急性、亚急性和慢性肺炎。

10.【答案】B

【解析】肺炎的胸痛特点是肺炎常以剧烈针刺样疼痛较为明显，在肺炎时患者局部肺黏膜出现明显的充血、水肿和大量的炎性物质渗出。因为有大量的炎性分泌物的渗出，所以会刺激到肺部的末梢神经出现胸痛。所以选B。

11.【答案】D

【解析】肺炎球菌肺炎是由肺炎链球菌感染引起的，一经确诊即应立即开始抗生素治疗，不必等待细菌培养结果。对肺炎球菌肺炎，青霉素G为首选；对青霉素过敏者，可选用红霉素、林可霉素和一代头孢菌素。

12.【答案】A

【解析】五项均可见于支原体肺炎，但临床上支原体感染后，主要临床表现一般有特征性的以阵发性、刺激性咳嗽为主，并且咳嗽的时间一般夜间比较重，咳时可以有少量的黏液痰或者是脓性痰。部分患者因为咳嗽症状比较剧烈，甚至会有痰中带血；部分侵犯胸膜，甚至也有出现有胸痛的症状。所以选A。

13.【答案】A

【解析】支原体肺炎首选的抗生素主要是大环内酯类抗生素。因为支原体是一种特殊的病原体，不含有细胞壁，所以这种病原体只能是应用抑制蛋白质合成的药物治疗。大环内酯类抗生素主要是抑制蛋白质的合成，其能够针对支原体，抑制支原体复制和繁殖，所以选A。

14.【答案】D

【解析】金黄色葡萄球菌肺炎是一种急性化脓性肺部炎症，临床表现为起病急、寒战、高热（达39～40℃）、有带血丝或脓血状的脓痰。所以选D。

15.【答案】D

【解析】萎缩胃炎伴重度不典型增生为异常增生，属于癌前病变。肠上皮化生与幽门腺化生是慢性炎症导致胃黏膜不完全再生。在慢性炎症向胃癌发展的进程中，胃癌前情况包括萎缩、肠上皮化生和异型增生等。我国临床医生通常将其分为胃癌前状态（即胃癌前疾病，伴或不伴肠上皮化生的慢性萎缩性胃炎、胃息肉、胃溃疡和残胃等）和癌前病变（即异型增生）两部分。

16.【答案】A

【解析】大承气汤的组成为大黄四两，厚朴半斤，枳实五枚，芒硝三合；小承气汤不仅去芒硝，且减厚朴为二两，枳实三枚，效力缓和，轻下热结，对比大承气汤属于药量及药味均变。

17.【答案】D

【解析】大黄牡丹汤泻热破瘀，散结消肿，泻下、清利、破瘀合用，使湿热瘀毒自肠道而去，可治湿热瘀滞，肠痈初起。

18.【答案】D

【解析】麦冬养阴生津，润肺清心；天冬具有清肺生津，滋阴润燥的功能；石斛益胃生津、滋阴清热；黄精补气养阴、健脾、润肺、益肾。上述药物均属补虚药下属分类的补阴药。生地清热凉血、养阴、生津，属清热药下属分类的清热凉血药。故选D。

19.【答案】A

【解析】白术性温，味甘、苦，归脾、胃经。功效：益气健脾，燥湿利水，止汗，安胎。应用：脾气虚证、气虚自汗、脾虚胎动不安。煎服，6～12g。炒用可增强补气健脾止泻作用。故选A。

20.【答案】D

【解析】五行相生：木生火，火生土，土生金，金生水，水生木；五行相克：木克土，土克水，水克火，火克金，金克木；五行相克关系中，任何一行都存在"克我"和"我克"两方面的关系。《内经》把这种关系称为"所胜"与"所不胜"的关系。"克我"者为我所不胜，"我克"者为我"所胜"。金为木之所不胜。

21.【答案】C

【解析】营分证是指温病邪热内陷，营阴受损，心神被扰所表现的证候。以身热夜甚，心烦不寐，舌质红降，脉细而数为辨证要点。

22.【答案】C

【解析】该患者为类风湿关节炎肝肾亏损，邪痹筋骨证，治当益肝肾，补气血，祛风湿，通经络，方用独活寄生汤加减。

23.【答案】D

【解析】该患者为痰瘀互结，经脉痹阻证，治当活血化瘀，祛痰通络，方用身痛逐瘀汤合指迷茯苓丸加减。

24.【答案】D

【解析】支气管哮喘是多种炎性细胞介导的气道慢性炎症，血象可见嗜酸粒细胞增多，并发感染者有白细胞总数和中性粒细胞增多；临床表现不典型者，支气管激发试验阳性、支气管舒张试验阳性、昼夜PEF变异率≥20%中须至少1项为阳性。

25.【答案】C

【解析】由于左侧总支气管较细长，与气管的交叉角度近于直角，因此痰液排出较右侧困难，所以以左下叶支气管扩张较右下叶多见。

26.【答案】E

【解析】病人月经正常，贫血的病因主要是痔疮导致的长期出血，IDA诊断后一定要寻找并尽可能去除病因。故选E。

27.【答案】B

【解析】缺铁性贫血的实验室检查显示骨髓红系增生，血清铁降低，总铁结合力升高，血清铁蛋白降低。慢性感染性贫血的实验室检查显示血清铁、血清铁饱和度、总铁结合力降低，骨髓细胞铁染色显示红细胞内铁减少。

28.【答案】B

【解析】该证属痫证风痰闭阻证，治当涤痰息风，开窍定痫，方用定痫丸加减。

29.【答案】C

【解析】高血压是脑出血和脑梗死最重要的危险因素。脑卒中发病率、死亡率的上升与血压升高有十分密切的关系。控制高血压可明显减少脑卒中，同时也有助于预防或减少其他靶器官的损害，包括心力衰竭。

30.【答案】E

【解析】急性肾小球肾炎初期血清C3及总补体下降，慢性肾炎急性发作血清C3一般无动态变化。

31.【答案】D

【解析】该证证属脾肾气虚型，治当补气健脾益肾，方用异功散加味。

32.【答案】D

33.【答案】D

【解析】早期食管癌病灶局限于黏膜层和黏膜下浅层，不伴淋巴结转移（D错）。食管癌早期表现为充血型，多为原位癌（B）。我国90%的食管癌为鳞状细胞癌（C）。早期症状多不典型，时轻时重，甚至可无症状（A）。早期食管癌及时根治预后良好，内镜或手术切除5年生存率大于90%（E）。

34.【答案】E

【解析】氨中毒是肝性脑病，特别是门体分流性肝性脑病的重要发病机制。肝对肠源性酪胺和苯乙胺清除发生障碍，此两种胺进入脑组织，分别形成β-羟酪胺和苯乙醇胺。由于其化学结构与正常神经递质去甲肾上腺素相似，但不能传递神经冲动或作用很弱，被称为假性神经递质。假性神经递质使脑细胞神经传导发生障碍。

35.【答案】E

【解析】患者查体发现心尖区舒张中晚期低调的隆隆样杂音，常伴舒张期震颤，而且二尖瓣口面积为1.8cm²，属于轻度二尖瓣狭窄。轻度二尖瓣狭窄无症状者，无需特殊治疗，但应避免剧烈的体力活动。

二、多选题（每题2个得分点）

1.【答案】ABD

【解析】慢性肾小球肾炎的尿常规可见轻重不等的蛋白尿和血尿，可见颗粒管型。

2.【答案】BC

【解析】缺铁性贫血是小细胞低色素性贫血，A错。缺铁性贫血白细胞和血小板数不变，DE错。BC正确。

3.【答案】BD

【解析】九味羌活汤组成为羌活、防风、苍术、细辛、川芎、白芷、生地、黄芩、甘草，没有当归及葛根。

4.【答案】ACD

【解析】该患者证属脑虚瘀热证，治当清心开窍，方用清宫汤送服或鼻饲安宫牛黄丸或至宝丹。

5.【答案】ABCD

【解析】寒热错杂证见低热，关节灼热疼痛，或有红肿，形寒肢冷，阴雨天疼痛加重，得温则舒，舌质红，苔白，脉弦细或数。选 ABCD。E 选项是痰瘀互结，经脉痹阻证。

6.【答案】ABDE

【解析】目前认为癫痫发作的可能机制包括神经元细胞膜电位异常、中枢神经系统递质异常、神经胶质细胞功能异常、免疫机制。

7.【答案】ABCE

【解析】有躯体感觉或特殊性感觉症状的发作类型包括体觉性发作、视觉性发作、听觉性发作、嗅觉性发作、味觉性发作、眩晕性发作。

8.【答案】ABDE

【解析】胃痛病势多急，压之可痛，以疼痛为主，病机为胃气郁滞，胃失和降，不通则痛；胃痞起病较缓，压无痛感，以满闷不适为患，病机为中焦气机不利，脾胃升降失职。胃痞与胃痛病位同在胃脘部，且常相兼出现。痞满日久不愈，亦可产生胃痛等变证。

9.【答案】BDE

【解析】腺垂体功能减退者宜进高热量、高蛋白、高维生素膳食，注意维持水、电解质平衡，不宜过多饮水，尽量避免感染、过度劳累和应激刺激。

10.【答案】ABCD

【解析】眩晕的病机概括起来主要有风、痰、虚、瘀诸端，以内伤为主。因于风者，多责之情志不遂，气郁化火，风阳上扰；因于痰者，多责之恣食肥甘，脾失健运，痰浊中阻，清阳不升，所谓“无痰不作眩”；因于虚者，多责之年高体弱，肾精亏虚，髓海空虚，或久病劳倦，饮食衰少，气血生化乏源，甚合“无虚不作眩”。若风、痰、虚日久，久病入络，或因跌仆外伤，损伤脑络，皆可因瘀而眩。在临床上，上述诸因常相互影响，或相兼为病。

11.【答案】ABDE

【解析】脾虚气弱型肌衄若久病及肾可用归脾汤加山茱萸、菟丝子、续断、鹿角胶。

12.【答案】ACE

【解析】瘿瘤论第二十三“夫人生瘿瘤之症，非阴阳正气结肿，乃五脏瘀血、浊气、痰滞而成。”

13.【答案】ABC

【解析】嘈杂病位在胃，与肝脾相关。病机可概括为胃热、胃虚、血虚 3 个方面，临床分虚实二类，实者多属胃热，虚者属胃虚、血虚。治疗分别用清胃和中、健脾和胃、补益心脾之法。

14.【答案】ABCE

【解析】食管癌的发生主要与以下因素相关：①亚硝胺类化合物和真菌毒素；②长期吸烟和饮酒、喜食粗糙和过烫食物等对食管黏膜的慢性理化刺激，胃食管反流病、腐蚀性食管灼伤和狭窄、贲门失弛缓症、食管憩室等慢性食管疾病引起的炎症，均可导致食管癌发生率增高；③维生素（A、B_2、C、E、叶酸等）、锌、硒、钼等微量营养素缺乏是食管癌的危险因素；④食管癌的发病常表现家族遗传倾向。故食物中添加锌等微量元素，粮食防霉，饮水和食物中减少亚硝胺摄入，改变食用刺激性、过烫、粗糙食物习惯均可降低食管癌发病率。

15.【答案】BDE

【解析】X 线钡餐检查、胃镜检查可用于评价食管、胃、十二指肠溃疡、肿瘤、缺血和炎症；心电图有助于与急性心梗的鉴别诊断。

三、共用题干题（每个提问有 1 个得分点）

1.【答案】C

【解析】肾活检是确定肾组织病理类型的唯一手段。

2.【答案】D

【解析】该患者有低钾、高钠，宜用潴钾利尿剂，如氨苯蝶啶。

3.【答案】D

【解析】血管紧张素转换酶抑制剂（如

卡托普利）、血管紧张素Ⅱ受体拮抗剂（如氯沙坦）、长效二氢吡啶类钙拮抗药（如氨氯地平）等均可通过其有效地控制高血压而显示出不同程度的减少尿蛋白的作用。

4. 【答案】B

【解析】一般认为，当血浆白蛋白低于20g/L时，提示存在高凝状态，即应开始预防性抗凝治疗。可给予肝素钠1875～3750U皮下注射，每6小时一次。

5. 【答案】A

6. 【答案】A

【解析】该患者证属肾阳衰微证，治当温肾助阳，化气行水，方用济生肾气丸合真武汤。

7. 【答案】B

【解析】该患者呈大细胞性贫血，且伴有$VitB_{12}$及叶酸缺乏，可能为巨幼细胞贫血。

8. 【答案】B

【解析】巨幼细胞贫血的治疗应治疗原发病，补充叶酸及$VitB_{12}$。

9. 【答案】E

【解析】如同时$VitB_{12}$缺乏，则需同时注射$VitB_{12}$，否则可加重神经损伤，肌注$VitB_{12}$，每次500μg，每周2次，若有神经系统表现，治疗维持半年到1年。

10. 【答案】C

11. 【答案】E

【解析】该患者具有上呼吸道感染症状，伴有心率加快及心尖区第一心音减弱等心脏相关表现，可考虑心肌炎；同时该患者心电图有ST段压低，血清中CK－MB及TnT明显增高，咽拭子检测出柯萨奇B组病毒可确诊为病毒性心肌炎。病毒性心肌炎除上呼吸道感染及心电图改变外，血清TnI或肌TnT及CK－MB明显增高，超声心动图可见心腔扩大或室壁活动异常。其由多种病毒引起，如柯萨奇A、B组病毒，孤儿病毒，脊髓灰质炎病毒等，咽拭子或粪便中可分离出病毒，心肌活检可检测出病毒、基因片段或特异性病毒蛋白抗原，病理学检查可见心肌炎性细胞伴心肌细胞变性坏死等。

12. 【答案】A

【解析】热毒侵心证证见发热恶寒，头身疼痛，鼻塞流涕，咽痛口渴，口干口苦，小便黄赤，心悸气短，胸闷隐痛，舌红苔薄黄，脉浮数或结代。该患者的证候属于热毒侵心证。

13. 【答案】A

【解析】热毒侵心证治当清热解毒，宁心安神，方用银翘散加减。

14. 【答案】C

15. 【答案】D

【解析】该患者因呼吸困难就诊，血气分析示PaO_2 50mmHg，$PaCO_2$ 60mmHg，pH 7.30。动脉血氧分压（PaO_2）低于8kPa（60mmHg），或伴有二氧化碳分压（$PaCO_2$）高于6.65kPa（50mmHg），即为呼吸衰竭（简称呼衰）。西医诊断为慢性呼吸衰竭。患者呼吸困难，浅短难续，张口抬肩，咳嗽，痰白如沫，心悸，气喘，夜间不能平卧，形寒汗出，舌质黯紫，苔白润，脉沉细无力，中医诊断为肺胀，辨证为肺肾气虚、治法：补肺纳肾、降气平喘。代表方：补肺汤合参蛤散。

16. 【答案】B

四、案例分析题

1. 【答案】ABDG

【解析】该患者考虑为系统性红斑狼疮，可继续完善抗dsDNA检查、狼疮带试验，可帮助确诊；头颅CT有助于发现患者脑部的梗死和出血灶；尿常规检查可检测肾功能及帮助确诊，选ABDG。狼疮一般不需做X线平片，该患者热势不高，抗生素无效，合并感染的可能性低，狼疮与甲状腺一般无直接影响关系。

2. 【答案】ABCF

【解析】系统性红斑狼疮一般治疗用药有糖皮质激素及免疫抑制剂。CD20单抗一般用于治疗血液病或肿瘤，哌拉西林与青霉素G属于青霉素类药物，一般用于各种感染高热。

3.【答案】C

【解析】患者见明显发热，面赤，渴喜冷饮等，均属热象，辨证为气营热盛证。气营热盛证证候为高热、满面红赤，皮肤红斑，咽干，口渴喜冷饮，尿赤而少，关节疼痛，舌红绛，苔黄，脉滑数或洪数，治当清热解毒，凉血化斑，方用清瘟败毒饮加减。

4.【答案】G

5.【答案】ABCD

【解析】心电图可用来评估该患者是否存在心肌供血不足，胸部X线片明确有无气胸可能，超声心动图评估心脏的射血功能，血清心肌坏死标志物排除是否合并心肌梗死。患者病情急性加重、持续不缓解，处于急性期，暂无法行MRI及平板运动负荷试验。

6.【答案】D

【解析】该患者心电图多导联ST段压低0.4mV，胸部X线检查未见异常，心肌肌钙蛋白增高，考虑非ST段抬高型心肌梗死。

7.【答案】ABCD

【解析】考虑急性非ST段抬高型心肌梗死，患者血栓负荷重，应给予抗凝、抗血小板治疗，同时缓解心绞痛，待抗血小板负荷后行冠状动脉造影，必要时行PCI术。

模拟试卷七

一、单选题（每题1个得分点）

1. 【答案】E

【解析】患者反复低热，伴小关节肿痛1年，多种抗生素正规治疗无效，考虑诊断为类风湿关节炎，类风湿因子阳性可基本确诊，ANA 阴性可与其他疾病鉴别。

2. 【答案】C

【解析】患者出现神志不清主要是肺部损害致二氧化碳潴留及缺氧，引起高碳酸血症及低氧血症，加之因肺部循环障碍及肺动脉高压更进一步诱发或加重脑组织的损害，从而引起肺性脑病。血压正常及病理反射阴性可与其他神志障碍疾病鉴别。

3. 【答案】E

【解析】患者的临床表现及检查结果符合肺炎球菌肺炎的诊断要点。肺脓肿由于脓肿有向不同叶蔓延的特点，X 线可见脓肿波及多叶甚至全肺。病毒性肺炎检查可见肺纹理增多，小片状浸润或广泛浸润，病情严重者显示双肺弥漫性结节性浸润，但大叶实变及胸腔积液者均不多见。病毒性肺炎起病缓慢，有头痛、乏力、发热、咳嗽并咳少量黏痰，体征往往缺如，X 线检查肺部炎症呈斑点状、片状或均匀的阴影。支原体肺炎检查可见模糊云雾状或均匀一致的阴影，近肺门部较致密，向外逐渐变浅，边缘不清楚，通常不侵犯整叶。休克型肺炎除有呼吸系统症状外，还伴有低血压、外周循环衰竭、神志改变、尿闭等症状，该患者虽有血压轻度降低，但并不伴有神志异常。

4. 【答案】B

【解析】患者左胸疼痛如绞，怕凉，手足不温，冷汗自出，短气心悸，苔白，脉沉紧，考虑为寒凝心脉证，治当辛温散寒，宣通心阳，用枳实薤白桂枝汤合当归四逆汤加减。

5. 【答案】E

【解析】患者疼痛为隐痛，病程较长，可以排除急性病，在服用阿司匹林抗血小板聚集药物后症状加重，并且出现黑便，考虑为消化性溃疡出血。

6. 【答案】A

【解析】患者进行性厌食和上腹部胀痛，进食发噎，日益消瘦，考虑为噎嗝；面色苍白，舌质红，苔白，脉弦，患者胀痛以及脉弦，考虑为肝气不舒导致的噎嗝，选用柴胡疏肝散疏肝和胃，降逆止痛。

7. 【答案】D

【解析】患者颜面烘热，头晕耳鸣，舌质淡，苔薄白，脉沉细考虑为阴虚，汗出恶风，腰背冷痛，考虑为阳虚，故应益阴扶阳。

8. 【答案】A

【解析】该患者有典型搓丸样为主的震颤，伴有肌强直及运动迟缓，可考虑为帕金森综合征，中医病为震颤，根据其中医证候可判断为气血两虚证，方用八珍汤合天麻钩藤饮加减。

9. 【答案】D

【解析】患者慢性肺心病急性加重，并发感染性休克，尿少，最可能呼性酸中毒合并代谢性酸中毒。

10. 【答案】A

【解析】患者阵发性腹痛，腹胀，考虑为腹痛；伴恶心呕吐，无排便，舌红苔薄白，脉沉弦，少量排气辨证为肝气郁滞，治法是通里攻下，行气止痛。

11. 【答案】D

【解析】患者心悸，考虑为中医病名：心悸，气短，劳则尤甚，神疲体倦，舌质淡，脉弱，辨证为心阳不振。证候：心悸不安，胸闷气短，动则尤甚，面色苍白，形寒肢冷，舌淡苔白，脉虚弱，或沉细无力。治则：温补心阳，安神定悸。主方：桂枝甘草龙骨牡蛎汤。

12.【答案】A

【解析】患者腔隙性脑梗死，见：手足麻木，肌肤不仁，言语不利，口角流涎，舌质淡黯，苔薄白，脉浮弦。辨证为气虚血瘀。证候：半身不遂，口舌歪斜，言语謇涩或不语，偏身麻木，面色㿠白，气短乏力，口流涎，自汗出，心悸便溏，手足肿胀，舌质暗淡，舌苔薄白或白腻，脉沉细，细缓或细弦。治则：益气活血。主方：补阳还五汤加减。方药：生黄芪、当归尾、川芎、赤芍、桃仁、红花、地龙。基本组成中不包含丹皮，故选A。

13.【答案】A

14.【答案】C

【解析】患者脑出血，中医诊断为中风，症见舌强，言语不利，口眼歪斜，口黏痰多，腹胀便秘，头晕目眩，舌红苔黄腻，脉弦滑，辨证为痰热腑实、风痰上扰。治则：通腑泄热，化痰理气。主方：星蒌承气汤加减。方药：胆南星、全瓜蒌、生大黄、芒硝。

15.【答案】B

16.【答案】A

【解析】患者慢性肾衰，现症见：耳鸣眼花，两目干涩，视物模糊，口干咽燥，渴而喜饮，腰膝酸软，尿少色黄，舌淡红少津，苔薄白，脉弦。辨证为肝肾阴虚证，首选杞菊地黄汤。

17.【答案】D

【解析】麻子仁丸所治为《伤寒论》之脾约证，由肠胃燥热，脾津不足气机受阻所致，症见大便秘结，小便频数。

18.【答案】C

【解析】济川煎寓“润下”于“温补”之中，乃寓通于补之剂，以温补之法治疗肾虚便秘，肾气充足，二便得司，便秘自愈。此题最大的迷惑项为D、E两项，温脾汤与大黄附子汤虽也是温下之剂，然其补意不足，证以实寒为主，不属温补之意。

19.【答案】B

【解析】肉苁蓉性温，味甘、咸，归肾经、大肠经；功效为补肾助阳，润肠通便，属补虚药下属补阳药。用于肾阳亏虚，精血不足，阳痿早泄，宫冷不孕，腰膝酸痛，痿软无力，肠燥津枯便秘。煎服，10～15g。故选B。

20.【答案】D

【解析】续断性微温，味苦、辛，归肝经、肾经；功效补益肝肾，强筋健骨，止血安胎，疗伤续折，活血祛瘀止痛，属补虚药下分类的补阳药。用量9～15g，内服煎汤，或入丸散，外用捣敷。治疗阳痿不举，遗精遗尿；腰膝酸痛，寒湿痹痛；崩漏下血，胎动不安；跌打损伤，筋伤骨折。故选D。

21.【答案】E

【解析】小儿吐舌指舌体伸长弛缓，出口外而不收；弄舌指舌体微出口外，立即收回口内，或舌舐唇上下及口角左右。属心脾热盛重症。

22.【答案】C

【解析】腻苔即苔质颗粒细腻致密，均匀成片，紧贴舌面，中厚边薄，揩之不去，刮之不易脱落。其表示浊邪内蕴，阳气被遏，主湿浊、痰饮、食积。该舌颜色淡红，表面舌苔腻，色淡黄，边有齿痕。

23.【答案】D

【解析】该患者为湿热痹阻型，治当清热利湿，祛风通络，方用四妙丸加减。

24.【答案】D

【解析】流行病学资料显示，RA可发生于任何年龄，80%发病于35～50岁，女性患者2～3倍于男性。

25.【答案】B

【解析】肺炎球菌肺炎多有剧烈患侧胸痛，常呈针刺样，随咳嗽或深呼吸而加剧，可放射至肩或腹部。

26.【答案】D

【解析】肺癌可进行全身转移，最常见的部位是锁骨上淋巴结。

27.【答案】B

【解析】缺铁性贫血口服铁剂的表现首先是外周血网织红细胞增多。

28.【答案】E

【解析】长期失血，铁剂治疗有效，红细胞大小不等，中心淡染区扩大，首先考虑缺铁性贫血。

29.【答案】B

【解析】本病位于经络，其主要病机是气虚血瘀，气虚为本，血瘀为标。血瘀是TIA发生发展的核心，更有痰浊与瘀血互结而致病者，肝阳亦有夹痰、夹瘀而上扰者。

30.【答案】C

【解析】颈内动脉系统TIA的特征性改变是伴有病变侧单眼一过性黑矇或失明或病变侧Horner征。

31.【答案】A

【解析】肺脾气虚证见颜面浮肿或肢体肿胀，疲倦乏力，少语懒言，自汗出，易感冒，腰脊酸痛，面色萎黄，舌淡，苔白，脉细弱，治当补益肺肾，方用玉屏风散合金匮肾气丸加减。

32.【答案】B

【解析】肾病综合征为一组常见于肾小球疾病的临床证候群。

33.【答案】C

【解析】肝硬化患者食物应以易消化、产气少的粮食为主，持续少量蛋白及脂肪食物，常吃蔬菜水果，调味不宜过于辛辣，保持大便通畅，不宜用力排便。EGVB的诱因多见于粗糙食物、酸侵蚀、腹内压增高及剧烈咳嗽等。未行TIPS的肝硬化患者，以低盐饮食为宜；TIPS术后患者可不必限盐和水。

34.【答案】A

35.【答案】A

二、多选题（每题2个得分点）

1.【答案】AD

【解析】大发作为最常见的发作类型之一，以意识丧失和全身对称性抽搐为特征。

2.【答案】ABCDE

【解析】胰岛素瘤90%以上发生在胰，80%为单腺瘤，10%为多腺瘤。胰岛素瘤可为家族性，可与甲状旁腺瘤和垂体瘤并存（多发性内分泌腺瘤病Ⅰ型）。肿瘤多数较小，直径平均1.5cm。

3.【答案】ABE

【解析】类风湿关节炎活动期有湿热痹阻证、阴虚内热证和寒热错杂证三种证型。

4.【答案】CD

【解析】九味羌活汤的功用为发汗祛湿，兼清里热。

5.【答案】BE

【解析】小青龙汤的组成为麻黄、芍药、细辛、干姜、甘草、桂枝、五味子、半夏。本方主治外寒内饮证，因素有痰饮，脾肺本虚，纯用辛温易耗气伤津，故用五味子和芍药，利肺气开合增强止咳平喘之功，而不用苦辛性温的杏仁及桔梗。

6.【答案】CE

【解析】此为缺铁性贫血的脾胃虚弱型，治宜健脾和胃，益气养血，方用香砂六君子汤合当归补血汤。香砂六君子汤组成为人参、白术、甘草、茯苓、陈皮、半夏、砂仁、木香、生姜。当归补血汤方以黄芪当归二药共同补气养血。

7.【答案】BCE

8.【答案】ADE

【解析】胃痛日久不愈可以发展成为虚劳、血证、胃癌。

9.【答案】ABCDE

【解析】腹痛的病因：外感时邪（风、寒、暑、热、湿邪）、饮食不节、情志失调、阳气素虚（素体脾阳亏虚，病久肾阳不足）此外，跌仆损伤或腹部手术亦可形成腹中血瘀，中焦气机升降不利，不通则痛。

10.【答案】ABC

【解析】内科腹痛多先发热或先呕吐，后才腹痛；腹痛或压痛部位不固定，程度较轻，无明显腹肌紧张。外科腹痛特点先有腹痛，后出现发热等伴随症状；腹痛或压痛部位较固定，常可出现腹膜刺激征，甚至休克。霍乱是由霍乱弧菌感染导致的，霍乱弧菌能产生霍乱毒素，造成分泌性腹泻，米泔样粪便是霍乱的特征。

11.【答案】ABCDE

【解析】《伤寒论·辨太阳病脉证并治下》云："脉浮而紧，而复下之，紧反入里，则作痞，按之自濡，但气痞耳""伤寒大下后，复发汗，心下痞"。《赤水玄珠·痞气门》云："至于酒积杂病，下之太过，亦作痞。"《景岳全书·痞满》言："怒气暴伤，肝气未平而痞。"

12.【答案】ABCE

【解析】噎膈辨证论治如下。①痰气交阻治法：开郁化痰，润燥降气；②津亏热结治法：滋阴清热，润燥生津；③瘀血内结治法：破结行瘀，滋阴养血；④气虚阳微治法：温补脾肾。

13.【答案】BE

【解析】阳黄湿重于热的治法为利湿化浊运脾，佐以清热。代表方：茵陈五苓散合甘露消毒丹。

14.【答案】ACD

【解析】CD_3^+T 细胞代表 T 细胞总数，降低可见于免疫缺陷性疾病（如 AIDS、联合免疫缺陷病等、恶性肿瘤、SLE）以及放化疗或应用免疫抑制剂等。升高见于 T 细胞免疫异常亢奋，如甲状腺功能亢进症、慢性淋巴细胞性甲状腺炎、重度慢性肝炎、重症肌无力及器官移植后排斥反应等。

15.【答案】BCD

【解析】TIA 痰瘀互结、阻滞脉络证证候见头晕目眩，头重如蒙，肢体麻木，胸脘痞闷；或猝然半身不遂，移时恢复如常，舌质暗，苔白腻或黄厚腻，脉滑数或涩。

三、共用题干题（每个提问有 1 个得分点）

1.【答案】E

【解析】患者全血细胞减少，首先考虑可能为再生障碍性贫血。过敏性紫癜及特发性血小板减少性紫癜多不伴随红细胞及白细胞异常。

2.【答案】C

【解析】患者尿隐血阳性，可能有泌尿系统出血，治疗措施中止血药的氨基己酸在泌尿生殖系统出血患者中禁用。

3.【答案】B

【解析】患者中医证属肾阴虚证，治当滋阴补肾，益气养血，方用左归丸合当归补血汤加减。左归丸组成为熟地，山药，枸杞，山茱萸，川牛膝，菟丝子，鹿胶，龟胶；当归补血汤组成为黄芪和当归。

4.【答案】D

5.【答案】B

【解析】基本治愈的表现应是随访 1 年以上未复发。

6.【答案】B

【解析】朱砂安神丸功用镇心安神，清热养血，主治心火亢盛，阴血不足证。

7.【答案】A

【解析】磁珠丸中磁石入肾为君，朱砂入心为臣，君臣相配，交通心肾。

8.【答案】C

【解析】天王补心丹功用滋阴养血，补心安神，主治阴虚血少，神志不安证。

9.【答案】D

【解析】酸枣仁汤功用养血安神，清热除烦，主治肝血不足，虚热内扰之虚烦不眠证。应注意其与天王补心丹均治阴血不足，虚热内扰，均可见心悸怔忡等血虚证。但从其用药看，天王补心丹重用生地，并麦冬、玄参，主治心肾，可见神疲健忘或梦遗等肾虚证；酸枣仁汤重用酸枣仁，配茯苓、川芎，主治肝血，可见头晕目眩等肝脏证。

10.【答案】C

【解析】患者的血肌酐及尿素氮持续升高，血肌酐 566.2μmol/L，尿素氮 27.3mmol/L，且伴有少尿表现，此患者可以考虑诊断为急性肾衰。

11.【答案】B

【解析】该患者中医证见口干苦，恶心，

舌苔黄腻，考虑为中焦湿热证。

12. 【答案】C

【解析】中焦湿热证治当清热化湿和中，方用黄连温胆汤加减。

13. 【答案】D

【解析】患者 1 天前发作时间短暂，呈一过性，考虑是短暂性脑缺血发作，患者有头晕，目胀耳鸣，肢体麻木等表现，结合舌脉，考虑为肝肾阴虚、风阳上扰证。

14. 【答案】E

15. 【答案】A

【解析】肝肾阴虚、风阳上扰证治当平肝息风，育阴潜阳，方用镇肝息风汤加减。

16. 【答案】B

【解析】该患者具有贫血、出血及发热表现，此时体检发现胸骨压痛，应尤其注意急性白血病的可能。胸骨压痛为急性白血病的特征性体征。

17. 【答案】E

【解析】该患者具有贫血、出血、发热等表现，同时伴有胸骨压痛，白细胞增高，血红蛋白及血小板低下，骨髓原始细胞 > 20%，最可能的诊断是急性白血病。

18. 【答案】A

【解析】热毒炽盛证症见壮热，口渴多汗，烦躁，头痛面赤，身痛，口舌生疮，咽喉肿痛，面颊肿胀疼痛，或咳嗽，咳黄痰，皮肤、肛门疖肿，便秘尿赤，或见吐血、衄血、便血、尿血、斑疹，或神昏谵语，舌质红绛，苔黄，脉大。该患者符合热毒炽盛证，治当清热解毒，凉血止血，方用黄连解毒汤合清营汤加减。

19. 【答案】E

四、案例分析题

1. 【答案】BDFH

【解析】多发性骨髓瘤的实验室检查包括血象、骨髓、血清电泳、尿液、血液学检查、遗传学检查及影像学检查。但血液学检查中不涉及肝功及血糖检查。

2. 【答案】A

【解析】该患者的血清蛋白以 IgG 为主，故其为 IgG 型。

3. 【答案】ABCDE

【解析】F 选项多见于华氏巨球蛋白血症而非多发性骨髓瘤，错；多发性骨髓瘤的骨髓中不见癌细胞，G 错。

4. 【答案】ABCE

【解析】有症状的骨髓瘤一般包括诱导治疗、巩固治疗及维持治疗。诱导治疗方案有很多，基本用药有 V（硼替佐米）、D（地塞米松）、R（来那度胺）、C（环磷酰胺）、T（沙利度胺）等，IA 方案为 AML 的常用诱导化疗方案，且也不选择干扰素治疗，故 DF 错。

5. 【答案】AC

【解析】该患者有骨质破坏，可选用二膦酸盐治疗骨病；同时患者有贫血，可选用 EPO 促进造血。患者无明显高钙血症及高黏滞血症表现，故暂不需要水化、碱化、利尿治疗及血浆置换，且患者无感染表现，暂不需要抗生素，抗凝治疗多用于接受沙利度胺或来那度胺的治疗方案，患者选取的是 VD 方案，不需要选择抗凝治疗。

模拟试卷八

一、单选题（每题 1 个得分点）

1.【答案】E

【解析】患者寒战高热咳嗽，X 线胸片示肺段大片、均匀炎症浸润阴影。实验室检查中，血常规示白细胞总数 $16.4\times10^9/L$，中性粒细胞百分比 0.77，考虑诊断为大叶性肺炎。患者病程短，及时应用抗生素治疗可获良好疗效，首选青霉素类。发热是炎症引起的症状，用退热药可能掩盖病情，延误治疗。

2.【答案】D

【解析】敌敌畏属于有机磷农药，其中毒即有机磷中毒，可见恶心呕吐、腹痛、腹泻、流口水，瞳孔缩小、看东西模糊，大量出汗、呼吸困难，瞳孔缩小如针尖大或不等大，抽搐、口吐白沫、昏迷、大小便失禁，脉搏和呼吸减慢甚至停止。

3.【答案】D

【解析】患者喘促气急，考虑诊断为喘证。现张口抬肩，不能平卧，高热烦渴，面唇发绀，舌红降，苔薄白，脉洪数，辨证为热毒袭肺证。

4.【答案】A

【解析】痰脱落细胞学检查是肺癌早期诊断的重要方法之一。痰细胞学检查是肺癌普查和诊断的一种简便有效的方法，原发性肺癌患者多数在痰液中可找到脱落的癌细胞。中央型肺癌痰细胞学检查的阳性率可达 70% ~90%，周围型肺癌痰检的阳性率则仅约 50%。

5.【答案】B

【解析】目前临床上根据患者发病部位的不同，对于中央型肺癌的诊断主要采用纤维支气管镜，适用于肺叶、肺段以及亚段水平的支气管病变。

6.【答案】A

【解析】主要取决于分期和类型。非小细胞肺癌治疗比较规范，因为一、二期手术能够控制，术后要接放化疗，而三、四期的患者是以药物治疗为主，放疗结合同步放化疗，尤其三期的患者一定要做同步放化疗。四期的患者就是以药物治疗为主，局部能够射频消融、粒子，或者与其他局部治疗方案结合。

7.【答案】A

【解析】公司聚餐可能有暴食及大量饮酒，此时出现腹痛伴腰背部放射考虑急性胰腺炎，首先检查血淀粉酶。

8.【答案】C

9.【答案】B

【解析】放射治疗 PRL 瘤时，虽然肿瘤控制率高，但 PRL 恢复正常较为缓慢，即使采用立体定向放射外科治疗，2 年内也仅有 25% ~29% 的患者 PRL 恢复正常；而传统放射治疗后 2 ~10 年内，有 12% ~100% 的患者出现垂体功能低下，1% ~2% 的患者可能出现视力障碍或放射性颞叶坏死。放射治疗后还应警惕可能出现的生育影响，故放射治疗后的并发症还是较为常见，B 错。

10.【答案】B

【解析】此题易被 A 误导，该患者除虚热征象外，还有畏寒肢冷、浮肿、等阳虚水泛症状，故当健脾利水，而非单纯养阴清热。

11.【答案】C

【解析】积液伴有恶臭味考虑厌氧菌感染，所以要对脓液检查以明病因。

12.【答案】D

13.【答案】D

14.【答案】B

15.【答案】E

16.【答案】B

17.【答案】C

【解析】十枣汤为攻逐水饮之剂，服药方法为“强人服一钱匕，羸人服半钱，温服之，平旦服，得快下利后，糜粥自养”。

18. 【答案】B

【解析】此题D选项以调胃承气汤底缓下热结，滋阴增液，适用于热结里实，气阴不足之证，与黄龙汤的热结兼气血不足不同。

19. 【答案】D

【解析】A选项黄连两者均无，B选项柴胡为小柴胡汤的组成，陈皮为蒿芩清胆汤的组成，C选项甘草、大枣为小柴胡汤的组成，E选项茯苓、半夏为蒿芩清胆汤的组成。

20. 【答案】C

【解析】芳香化湿药的主治病证湿阻中焦，适用于湿浊内阻，脾为湿困，运化失常所致之证。故选C。

21. 【答案】A

【解析】丹参之功效为活血调经，祛瘀止痛，凉血消痈，除烦安神，属活血化瘀药下分类的活血调经药。应用于月经不调，闭经痛经，产后瘀滞腹痛；血瘀心痛，脘腹疼痛，癥瘕积聚，跌打损伤，风湿痹症；疮痈肿毒；热病烦躁神昏，心悸失眠。煎服，5～15g。活血化瘀宜酒炙用。故选A。

22. 【答案】E

【解析】涩脉，脉来艰涩，如轻刀刮竹，滞涩不滑利。脉涩而无力，主精亏血少，脉道不充，血流不畅，所以脉气往来艰涩；脉涩而有力，主气滞血瘀，痰浊素食内停，脉道受阻，血行不流利，故显涩象。

23. 【答案】D

【解析】气分证指温热病的化热阶段，临床以发热不恶寒，口渴汗出，舌苔转黄为特点。

24. 【答案】A

【解析】肝胆湿热指湿热之邪蕴结肝胆的病证。症见胁肋胀痛或有痞块，灼热，腹胀厌食，口苦泛恶，小便短赤或黄，大便不调，或身目发黄，舌偏大，舌红苔黄厚而腻，脉弦数等。

25. 【答案】C

【解析】抗dsDNA抗体是诊断SLE的特异性抗体，为SLE的标志抗体。其他选项均不是特异性检查。

26. 【答案】B

【解析】抗Sm抗体是诊断SLE的标志抗体，特异性99%，但敏感性仅25%，有助于早期和不典型病人的诊断或回顾性诊断。

27. 【答案】B

【解析】布洛芬属于非甾体抗炎药，其主要不良反应是胃肠道反应，出现恶心、呕吐等。

28. 【答案】A

【解析】缺铁性贫血是铁缺乏症的最终阶段，表现为缺铁引起的小细胞低色素性贫血。

29. 【答案】E

【解析】缺铁性贫血中的常见症状为乏力、易倦、头晕、头痛、眼花、耳鸣、心悸、气短、食欲缺乏等；苍白，心率增快。选E。

30. 【答案】D

【解析】脑干前庭缺血表现为眩晕、平衡失调，多不伴有耳鸣。

31. 【答案】E

【解析】内听动脉缺血致内耳受累可伴耳鸣。

32. 【答案】E

【解析】尿液中主要含白蛋白和与白蛋白近似分子量的蛋白。大分子蛋白因其无法通过肾小球滤过膜，从而在血浆中的浓度保持不变。

33. 【答案】E

【解析】肠内营养的优点：①肠内营养营养全面易于消化和吸收；②营养物质经门静脉系统吸收输送至肝脏，有利于内脏（尤其是肝脏）的蛋白质合成及代谢调节；③肠内营养可以改善和维持肠道黏膜细胞结构与功能的完整性，有防止肠道细菌移位的作用；④肠内营养较价廉，对技术和设备的要求较低，使用简单，易于临床管理。

34. 【答案】D

【解析】嗜酸粒细胞胃炎是一种病因未明的罕见疾病，胃壁炎症以嗜酸性粒细胞浸润和外周血嗜酸性粒细胞增多为特征，不伴有肉芽肿或血管炎症性病变，虽然胃壁各层均可受累，多数病变以其中一层为主。临床表现有上腹疼痛、恶心、呕吐，抑酸剂难以缓解腹痛，常伴有腹泻，外周血嗜酸性粒细胞增高。本病常为自限性，但有些病例可持续存在或复发。治疗可用糖皮质激素。

35. 【答案】C

二、多选题（每题2个得分点）

1. 【答案】BD

【解析】叶酸或维生素 B_{12} 缺乏或某些影响核苷酸代谢的药物导致细胞核脱氧核糖核酸合成障碍所致的贫血称巨幼细胞贫血。

2. 【答案】ABE

【解析】C 选项竹沥一般用于豁痰开闭而非滋润生津，故错；D 选项大黄一般用于伴有腑实便闭者，故错。

3. 【答案】CDE

【解析】当 CCr < 30ml/min 时，噻嗪类无效应改用袢利尿剂，呋塞米、依他尼酸、布美他尼均是袢利尿剂。

4. 【答案】BCE

【解析】射干麻黄汤组成为射干、细辛、款冬花、紫菀、半夏、五味子、大枣、干姜、麻黄，小青龙汤组成为生姜、桂枝、麻黄、白芍、细辛、半夏、五味子。两方均含有麻黄、细辛及五味子。

5. 【答案】CD

【解析】环氧化酶有两种异构体，即 COX－1 和 COX－2。选择 COX－2 抑制剂与传统 NSAIDs 类药物相比，胃肠道反应明显减少，但可能增加心血管事件的发生率。常用药物有塞来昔布和依托考昔。考虑到患者既往有胃肠道疾病史，可优先考虑。

6. 【答案】BCD

【解析】小发作表现为意识短暂丧失，失去对周围的知觉，但无惊厥。病人突然终止原来的活动或中断谈话，面色变白，双目凝视，手中所持物件可能失握跌落，有时眼睑、口角或上肢出现不易觉察的颤动，无先兆和局部症状；一般持续 3～15 秒，事后对发作全无记忆。

7. 【答案】CD

【解析】紫菀、百部专入肺经，为止咳化痰的要药，新久皆可用，共用为君，白前降气化痰，与桔梗一升一降共为臣药，佐药陈皮助行气。止嗽散中没有杏仁。

8. 【答案】ABCE

【解析】萎缩胃炎伴重度不典型增生为异常增生，属于癌前病变。肠上皮化生与幽门腺化生是慢性炎症导致胃黏膜不完全再生。在慢性炎症向胃癌发展的进程中，胃癌前情况包括萎缩、肠上皮化生和异型增生等。我国临床医生通常将其分为胃癌前状态（即胃癌前疾病，伴有或不伴有肠上皮化生的慢性萎缩性胃炎、胃息肉、胃溃疡和残胃等）和癌前病变（即异型增生）两部分。

9. 【答案】AB

【解析】黄疸消退后肝脾不调的治法为调和肝脾，理气助运，代表方为柴胡疏肝散或归芍六君子汤。

10. 【答案】ABD

【解析】关格病位在脾（胃）、肾（膀胱），尤以肾为关键，涉及肺、肝、心多脏。初起病在脾肾，后期可损及多个脏器。若肾阳衰竭，寒水上犯，凌心射肺，则转为心悸、胸痹；若阳及阴，肾阴亏耗，肝阳上亢，内风自生，则可致眩晕、中风；若浊邪内盛，内陷心包，则为昏迷、谵妄，甚至阴阳离决，危及生命。

11. 【答案】AD

【解析】即使无症状也应当治疗的胆囊结石有：①胆囊壁增厚、钙化或瓷性胆囊；②胆囊萎缩、胆囊息肉进行性增大；③结石直径 > 3cm；④胆囊结石 > 10 年；⑤有糖尿病、心肺疾病的老年人；⑥上腹部其他择期手术时；⑦儿童胆囊结石；⑧医疗条件较差地区的居民。

12.【答案】ABD

【解析】咯血的辨证分为燥热伤肺，治法为清热润肺，宁络止血；肝火犯肺的治法为清肝泻火，凉血止血；阴虚火旺治法为滋阴润肺，宁络止血。

13.【答案】BD

【解析】气机郁滞之腹痛表现以肠胃气滞，腹胀肠鸣较著，矢气即减者，用四逆散合五磨饮子疏肝解郁，理气止痛。

14.【答案】ABC

【解析】十二指肠溃疡常见的并发症有出血、穿孔、幽门梗阻。反复发作、病程持续时间长的胃溃疡癌变风险高，十二指肠溃疡一般不发生癌变。

15.【答案】ABCD

【解析】消化性溃疡（PU）是上消化道出血中最常见的病因，在我国约占非静脉曲张破裂出血病因的50%～70%。十二指肠溃疡（DU）较胃溃疡（GU）多见，当PU侵蚀周围或深处的血管，可产生不同程度的出血，轻者表现为大便隐血阳性、黑便，重者出现大出血，表现为呕血或暗红色血便。PU病人的慢性腹痛在出血后呈常减轻。

三、共用题干题（每个提问有1个得分点）

1.【答案】E

【解析】SLE的病因有遗传因素、环境因素（包括阳光、药物、化学试剂、微生物病原体、某些食物成分如苜宿芽）、雌激素等。雄激素与SLE的发病关系不大。

2.【答案】B

【解析】坏死性血管炎是SLE造成多系统损害的病理学基础。

3.【答案】C

【解析】细胞毒免疫抑制剂如环磷酰胺，一般认为在妊娠期前3个月至妊娠期应用可能影响胎儿的生长发育，具有致胎儿畸形的副作用，有研究表明其代谢时长可达612小时，故一般要求细胞毒免疫抑制剂应停用半年以上。

4.【答案】D

【解析】热郁积饮证见胸闷胸痛，心悸怔忡，咽干口渴，烦热不安，红斑皮疹，舌红苔厚腻，脉滑数，方用葶苈大枣泻肺汤合泻白散加减。

6.【答案】C

【解析】其他四项均有可能导致暂时阴性。

6.【答案】E

【解析】本题可用排除法，肾盂肾炎一般有全身症状，如寒战，发热，腰痛等，可排除B、D，抗菌药物有效，可排除A、C。膀胱炎主要症状即尿频、尿急、尿痛，故E符合。

7.【答案】E

【解析】尿菌阴性，疗程结束后2周、6周复查尿菌仍阴性是治愈；治疗后尿菌阴性，但2周或6周复查尿菌转为阳性，且为同一种菌株是治疗失败。

8.【答案】C

【解析】患者有头晕，肢体乏力，一过性昏蒙，无其他头痛、偏瘫等不适，考虑TIA。同时有气虚和血瘀的症状，诊为气虚血瘀证。

9.【答案】B

【解析】患者有脑动脉硬化5年病史，容易造成管腔狭窄形成血流旋涡，刺激血管壁发生血管痉挛发病。患者暂无颈动脉及其他血液检查结果，且颈椎正常，故当前最可能的病因是脑血管痉挛。

10.【答案】E

【解析】该患者中医辨证为气虚血瘀，脉络瘀阻证，治当补气养血，活血通络，方用补阳还五汤加减。

11.【答案】B

【解析】肾病综合征表现为大量蛋白尿、低蛋白血症、高度水肿、高脂血症的一组临床症候群。该患者尿蛋白>3.5g/d，伴有低蛋白血症及高脂血症，考虑肾病综合征。

12.【答案】E

【解析】肾病综合征患者激素治疗无效，或激素依赖型及反复发作型，可以细胞毒药物协助糖皮质激素治疗。

13.【答案】D

【解析】若呋塞米静脉滴注未见尿量增多应给予血浆或血浆白蛋白输注。

14.【答案】D

【解析】患者浮肿，按之凹陷不易恢复，腹胀纳少，面色萎黄，神疲乏力，尿少色清，大便溏，舌质淡，苔白腻，脉沉弱，中医诊断为水肿，辨证为阴水，脾虚湿困证；治法：健脾温阳利水；代表方：实脾饮。

15.【答案】A

16.【答案】B

【解析】若频繁咳出泡沫痰，考虑为左心衰。

17.【答案】C

【解析】患者胸闷痛反复发作 3 年，今日突然加重，且持续不缓解将近 3 小时，考虑诊断为心肌梗死。颈静脉充盈、肝大；心电图见 $V_1 \sim V_6$ 导联 ST 段抬高，CK－MB 明显升高，考虑诊断为急性右室心肌梗死。

18.【答案】C

【解析】现见胸痛剧烈，犹如针刺，胸闷如窒，气短痰多，心悸不宁，腹胀纳呆，恶心呕吐，舌苔浊腻，脉滑，中医诊断为胸痹，痰瘀互结证。治法：豁痰活血，理气止痛。

19.【答案】B

20.【答案】E

【解析】畏寒肢冷，腰部、下肢浮肿，可加车前子、茯苓皮利水渗湿。

四、案例分析题

1.【答案】A

【解析】患者腹泻 3 个月，每日 5 次，可明确属中医“泄泻”诊断，“大便次数增多，水谷不化，脘腹胀闷不舒，面色萎黄，肢倦乏力，纳食减少，舌淡苔白，脉细弱”为脾胃虚弱证，治宜健脾利湿，方选参苓白术散。

2.【答案】B

3.【答案】B

4.【答案】ABCDE

【解析】F 选项中脾虚湿盛是泄泻的病机，而不是病因。

5.【答案】A

【解析】若脾阳虚衰，阴寒内盛，可选用附子理中汤以温补脾阳。

6.【答案】DE

【解析】该患者属于溃疡性结肠炎活动期轻度，治疗首选氨基水杨酸制剂，包括 5－ASA 和 SASP，诱导治疗期 5－ASA 3～4g/d 口服，缓解后相同剂量或减量维持治疗，SASP 与 5－ASA 疗效相似。若 5－ASA 疗效不佳的中度或重度患者首选糖皮质激素，一般为口服泼尼松 0.75～1.00mg/（kg·d）。免疫抑制剂如甲氨蝶呤或硫唑嘌呤多用于 5－ASA 维持治疗疗效不佳、症状反复发作及激素依赖者的维持治疗。重度患者用激素无效时可应用环孢素作为补救治疗。

7.【答案】BCDF

【解析】根据症状考虑患者进入重度活动期，可能出现血沉加快、贫血、白细胞升高或 C 反应蛋白升高等。粪钙卫蛋白的增高同样提示疾病处于活动期；而粪中培养出细菌一般见于感染性肠炎而非溃疡性结肠炎。溃疡性结肠炎的结肠镜可见溃疡浅，黏膜弥漫性充血水肿、颗粒状，脆性增加；A 选项一般见于克罗恩病而非溃疡性结肠炎。

模拟试卷九

一、单选题（每题1个得分点）

1.【答案】E

2.【答案】C

【解析】一旦确诊为肺脓肿后，需要积极的抗感染治疗，抗生素疗程6～8周，或X线提示空洞性病变消失，只留有少量的纤维条索状阴影，此时为停用抗生素的指征。所以选C。

3.【答案】A

4.【答案】A

5.【答案】D

【解析】纯运动性轻偏瘫是临床中最典型、最常见的腔隙综合征，约占60%，有一侧面部和上下肢无力，无感觉障碍、视野缺损及皮层功能缺失；脑干病变的纯运动性轻偏瘫无眩晕、耳鸣、眼震、复视及小脑性共济失调。

6.【答案】A

【解析】大量胸腔积液所致的呼吸困难应立即胸腔穿刺排液。

7.【答案】C

【解析】慢性呼衰最早的症状是呼吸困难，表现为呼吸费力，重者呼吸劳累窘迫、大汗淋漓，甚至窒息。呼吸可表现为浅速或深缓，节律呈潮式、间歇或抽泣样。

8.【答案】E

【解析】脾肾阳虚证证候见全身浮肿，面色苍白，畏寒肢冷，腰脊冷痛，神疲，纳少，便溏，遗精，阳痿，早泄，或月经失调，舌质嫩淡胖，边有齿痕，脉沉细或沉迟无力。阳虚脉多沉，或沉迟无力。脉缓多为水湿表现，见于水湿证。

9.【答案】E

【解析】呼吸衰竭时二氧化碳潴留的主要机制是系肺泡通气不足所致，肺泡通气量减少则肺泡氧分压下降，二氧化碳分压上升。

10.【答案】D

【解析】隐性感染是指病原体侵入人体后，仅引起机体产生特异性的免疫应答，不引起或只引起轻微的组织损伤，因而在临床上不显出任何症状、体征，甚至生化改变，只能通过免疫学检查才能发现。

11.【答案】A

【解析】变态反应中最常见的是Ⅰ型变态反应，特点是反应迅速，消退也快，有明显的个体差异和遗传倾向，一般仅造成生理功能紊乱而无严重的组织损伤。

12.【答案】B

13.【答案】A

14.【答案】E

【解析】5个选项均可见关节疼痛，但患者伴有皮疹、口干咽干及腮部疼痛等腺体干燥症状，考虑为干燥综合征。过敏性紫癜以紫癜为主，累及关节时也可见有关节疼痛，但无干燥相关的表现。

15.【答案】A

【解析】用相应的手段做某一项检查可以诊断某个疾病，大多是从实验室层面，实验室层面的金标准大多是找到相应的病原体。

16.【答案】B

17.【答案】C

【解析】小柴胡汤通过“去滓再煎”使汤液更少，药性醇和。除此之外，以小柴胡汤为底方的柴胡桂枝干姜汤及柴胡加龙骨牡蛎汤也均有去滓再煎之意。

18.【答案】C

【解析】半夏泻心汤以辛温之半夏为君，辛热之干姜及苦寒黄芩、黄连为臣，君臣相伍，寒热平调，辛开苦降。

19.【答案】D

【解析】白虎汤主治阳明气分热盛证；白虎加桂枝汤主治温疟，症见其脉如平，身无寒但热，骨节疼烦，时呕，以及风湿热痹；白虎加苍术汤主治湿温病，证见身热胸痞，汗多，舌红苔白腻，以及风湿热痹。

20. 【答案】E

【解析】旋覆花性微温，味苦、辛、咸，归肺经、胃经；功效降气化痰，降逆止呕。应用于咳喘痰多，痰饮蓄结，胸膈痞满；噫气，呕吐。此外，本品配香附等还可治气血不和之胸胁痛。属化痰止咳平喘药下分类的温化寒痰药。故选E。

21. 【答案】E

【解析】紫苏子性温，味辛，归肺、大肠经，功效降气化痰，止咳平喘，润肠通便，属化痰止咳平喘药之止咳平喘药。应用于咳喘痰多，肠燥便秘。故选E。

22. 【答案】C

【解析】辛凉解表药以发散风热为主要作用，主要适用于风热感冒以及温病初起邪在卫分，症见发热、微恶风寒、咽干口渴、头痛目赤、舌边尖红、苔薄黄、脉浮数等。部分发散风热药分别兼有清头目、利咽喉、透疹、止痒、止咳的作用。故选C。

23. 【答案】A

【解析】膀胱湿热主要的临床表现是尿频、尿急、尿道涩痛、尿短赤、淋漓不尽、少腹胀满，或伴有发热、腰痛，或见血尿、尿中有砂石、尿浊如膏，舌红、苔黄腻，脉数。

24. 【答案】D

【解析】湿热蕴脾临床表现脘腹痞闷，呕恶纳呆，小便黄，大便溏泄，肢体重困，或面目肌肤发黄，色泽鲜明如橘，皮肤瘙痒，或身热起伏，汗出热不解，舌红苔黄腻，脉濡数。

25. 【答案】E

【解析】风寒束肺表现为咳嗽，痰稀色白，微恶寒，轻度发热，无汗，鼻塞流清涕，舌苔白，脉浮紧。

26. 【答案】A

【解析】该证属缓解期痰瘀互结，经脉痹阻证，治当活血化瘀，祛痰通络，方用身痛逐瘀汤合指迷茯苓丸。

27. 【答案】D

【解析】紫外线会使皮肤上皮细胞出现凋亡，新抗原暴露而成为自身抗原，进而导致系统性红斑狼疮。

28. 【答案】C

【解析】《素问·痹论》云：其风气胜者为行痹，寒气胜者为痛痹，湿气胜者为着痹也。该患者为寒邪甚，肃杀阳气，疼痛剧烈之痛痹，治当温经散寒，祛风除湿。

29. 【答案】D

【解析】中医学认为，再障的发生主要由先天不足，七情妄动，外感六淫，饮食不节，邪毒外侵，或大病久病之后伤及脏腑气血，元气亏损，精血虚少，气血生化不足而致。本病多为虚证，也可见虚中夹实。阴阳虚损为本病的基本病机，病变部位在骨髓，发病脏腑为心、肝、脾、肾，肾为根本，是由于精气内夺而引起。本题可能另外考查发病脏腑根本是肾。

30. 【答案】D

【解析】阴阳虚损为再生障碍性贫血的基本病机，病变部位在骨髓，发病脏腑为心肝脾肾，肾为根本。

31. 【答案】D

【解析】跌倒发作：患者转头或仰头时，下肢突然失去张力而跌倒，无意识丧失，常可很快自行站起，系下部脑干网状结构缺血，肌张力降低所致。

32. 【答案】C

【解析】患者以水肿为主症，辅助检查提示蛋白尿，高脂血症，低蛋白血症，首先考虑肾病综合征。

33. 【答案】E

34. 【答案】E

【解析】胸骨后、心前区疼痛为急性心包炎的特征，常见于炎症变化的纤维蛋白渗出期。疼痛可放射到颈部、左肩、左臂，也可达上腹部，偶向下颌、左前臂和手放射；

疼痛性质尖锐，与呼吸运动相关，常因咳嗽、深呼吸、变换体位或吞咽、卧位尤其当抬腿或左侧卧位时而加重，坐位或前倾位时减轻。随着病程发展，症状可由纤维渗出期的胸痛为主转变为渗出期的呼吸困难为主，部分病人可因中、大量心包积液造成心脏压塞，从而出现呼吸困难、水肿等一系列相关症状。部分心包炎疼痛较明显，如急性非特异性心包炎；部分则轻微或完全无痛，如结核性和尿毒症性心包炎。

35.【答案】D

【解析】左心室增大的方向主要是向左、向下和向后隆突。不同的拍片方向，左心室X线表现也会不同，如果是左前斜位拍片，则X线片显示为心脏的后缘下段向后、向下隆突，心室间沟则向前下方移位。

二、多选题（每题2个得分点）

1.【答案】AE

【解析】ACEI或ARB除具有降低血压作用外，还有减少蛋白尿和延缓肾功能恶化的肾脏保护作用。后两种作用除通过对肾小球血流动力学的特殊调节作用，降低肾小球内高压、高灌注和高滤过外，还能通过非血流动力学作用起到减缓肾小球硬化发展和肾脏保护作用，为治疗慢性肾炎高血压和蛋白尿的首选药物。

2.【答案】BC

【解析】叶酸主要在十二指肠及近端空肠吸收。

3.【答案】ABCD

【解析】痢疾病位在大肠，与脾、胃相关，可涉及肾；病理因素以湿热疫毒为主，基本病机为邪蕴肠腑，气血壅滞，传导失司，脂络受伤而成痢。病理性质：初期多为实证，因湿热或寒湿所致；湿热疫毒内侵，毒盛于里，熏灼肠道，耗伤气血，为疫毒痢。如痢疾失治，迁延日久，或收涩太早，关门留寇，正虚邪恋，可发展为下痢时发时止，日久难愈的休息痢。

4.【答案】ACE

【解析】时缓时急属于虚症，痛而无形属于虚症。

5.【答案】ABC

【解析】该患者夜寐盗汗，五心烦热，两颧潮红，口渴，舌红少苔，脉细数，诊断为汗证，辨证为阴虚火热，治宜滋阴清热。所选主方为当归六黄汤。阴精亏损，虚火内生，热逼津液外泄故盗汗，虚热内蒸故见五心烦热。

6.【答案】ACD

【解析】人参乃用其少助元气，祛邪外出，而非补虚，如喻昌所言“全非补养虚弱之意”，B错；败毒散之主证并无阳气散脱之表现，无需回阳救逆，E错。

7.【答案】ABCD

【解析】参苏饮治素体气虚外感风寒，再造散与麻黄细辛附子汤治素体阳虚外感，加减葳蕤汤汤治疗素体阴虚外感，均为素体虚弱。E选项桂枝汤主治外感风寒表虚证，乃外感风寒，营卫不和之因，素体不虚。

8.【答案】AD

【解析】瘕积日久，中虚失运，气血衰少，积块日久，血络瘀结，以八珍汤合化积丸为主方，大补气血，活血化瘀。

9.【答案】CDE

【解析】《理虚元鉴》指出“治虚有三本，肺、脾、肾是也”。肺为五脏之天，脾为百骸之母，肾为性命之根。

10.【答案】ABCDE

【解析】可以引起急性肾炎综合征的疾病有以下几种。①感染性疾病：包括细菌、病毒、寄生虫引起的疾病。②系统性疾病：如系统性红斑狼疮、全身性血管炎、过敏性紫癜、自发性冷球蛋白血症等。③原发性肾小球疾病：有膜增生性肾炎、IgA肾病、系膜增生性肾炎、局灶节段性增生性肾炎等。④其他：如血清病等。

11.【答案】AD

【解析】该患者是热郁积饮证，治当清热蠲饮，方用葶苈大枣泻肺汤合泻白散加减。

12. 【答案】BCDE

【解析】癫痫的药物治疗原则有：确定是否用药、正确选择药物、尽量单药治疗、注意用药方法、个体化治疗及长期监控、严密观察不良反应和坚持长期规律治疗。偶发癫痫发作不需要抗癫痫药物治疗。

13. 【答案】ABE

【解析】全身性强直－阵挛性癫痫发作（GTCS，大发作）的首选药物为丙戊酸钠，次选苯妥英钠、卡马西平；典型失神发作及肌阵挛发作首选丙戊酸钠，次选乙琥胺、氯硝西泮；非典型失神发作首选乙琥胺或丙戊酸钠，次选氯硝西泮；部分性发作和继发全面性发作首选卡马西平，其次为苯妥英钠、丙戊酸钠或苯巴比妥；强直性发作首选卡马西平，次选苯妥英钠、丙戊酸钠；阵挛性发作首选丙戊酸钠，次选苯妥英钠、卡马西平或苯巴比妥。

14. 【答案】BE

【解析】幽门螺杆菌感染率发展中国家高于发达国家；只有少部分幽门螺杆菌感染者会发展成严重的临床疾病，如消化性溃疡或胃癌；多数幽门螺杆菌相关慢性胃炎患者无任何症状，部分可有非特异性功能性消化不良，临床上对这一部分慢性胃炎伴消化不良症状患者进行幽门螺杆菌根除治疗可使其中部分患者症状得到改善；幽门螺杆菌感染与慢性胃炎、消化性溃疡、胃癌、MALT淋巴瘤、胃食管反流病、某些胃肠外疾病具有相关性；根除幽门螺杆菌可能对某些不明原因的缺铁性贫血有效。

15. 【答案】BDE

【解析】根除Hp三联疗法：1种PPI＋2种抗生素；四联疗法：1种PPI＋2种抗生素和1种铋剂。雷尼替丁铋盐复方制剂（RBC）可代替PPI用于根除Hp；初治失败的患者宜行Hp药敏试验；国内对喹诺酮类抗生素的应用经验少，选用时要注意观察药物的不良反应；胶体次枸橼酸铋的常用剂量为480mg/d。

三、共用题干题（每个提问有1个得分点）

1. 【答案】D

【解析】患者有颧部红斑，关节症状，轻度尿蛋白阳性考虑肾脏病变，贫血、血小板减少，符合ACR制定的SLE诊断标准。故选D。

2. 【答案】A

【解析】患者症状轻微，目前无重要器官严重损害的症状，可选择小剂量糖皮质激素治疗。

3. 【答案】D

【解析】脾肾两虚症见神疲乏力，畏寒肢冷，时而午后烘热，口干，小便短少，两腿浮肿，进而腰腹俱肿，腹大如鼓，舌胖、舌偏红或偏淡均有，苔薄白或薄腻，脉弦细或细弱。治当滋肾填精，健脾利水，方用济生肾气丸加减。

4. 【答案】A

【解析】该患者以低热及出血为主要表现，肝脾大，有特征性的胸骨压痛体征，白细胞增高，血红蛋白及血小板低下，结合骨髓原始细胞增高，可以基本判断该患者为急性白血病。

5. 【答案】D

【解析】该病的中医病机有热毒久蕴，精髓被扰，正气虚衰，浊邪内结，瘀血内阻。

6. 【答案】B

【解析】该患者为气阴两虚证，治当益气养阴，清热解毒，方用五阴煎加味。

7. 【答案】E

8. 【答案】B

【解析】该患者虽有沉默痴呆、秽洁不分等痴呆症状，但以精神不振为主，应注意鉴别。郁证以心情抑郁，情绪不宁，胸胁胀闷，急躁易怒，心悸失眠，喉中如有异物等自我感觉异常为主要特征。

9. 【答案】A

10. 【答案】D

【解析】该患者为痰气郁结证，治当疏肝解郁，化痰醒神，方用逍遥散合涤痰汤加减。

11.【答案】C

【解析】若不寐易惊，烦躁不安，舌红苔黄，脉滑数者，加黄连、黄芩、栀子。

12.【答案】C

【解析】该患者X线见肺不张，且纤维镜见菜花样肿物，虽病理未出，但仍考虑是肺癌。若患者出现剧烈胸疼，考虑是侵入胸壁、肋骨或压迫肋间神经导致。若侵犯纵隔则见不规则钝痛；若侵犯大气道则见吸气性呼吸困难；若压迫颈部交感神经则见同侧霍纳综合征；若压迫喉返神经则见声音嘶哑。

13.【答案】E

【解析】患者咳嗽，痰中带血，心烦少寐，手足心热，盗汗，口渴，大便秘结，舌质红，苔薄黄，脉细数，可辨证为阴虚毒热证，治宜养阴清热，解毒散结。方选沙参麦冬汤。

14.【答案】C

15.【答案】E

16.【答案】B

【解析】该患者进行性厌食和上腹部胀痛，消瘦，下咽困难，大便隐血阳性，可首先考虑胃癌。

17.【答案】C

【解析】该患者考虑胃癌，临床中胃癌最可靠的诊断依据是胃镜结合黏膜活检。

18.【答案】A

【解析】肝胃不和证症见胃脘胀满，时时疼痛，窜及两胁，嗳气频繁或进食发噎，舌红，苔薄白或薄黄，脉弦。

19.【答案】A

四、案例分析题

1.【答案】B

【解析】特发性血小板减少性紫癜的诊断要点：①至少两次检查血小板计数减少；②脾脏一般不大；③骨髓检查巨核细胞数正常或增多，有成熟障碍；④排除其他继发性血小板减少症。

2.【答案】BE

【解析】ITP的检查有血常规、凝血及血小板功能检查、骨髓检查及血清学检查（TPO、抗血小板抗体、抗核抗体等）。

3.【答案】G

【解析】本病首选治疗为糖皮质激素，如泼尼松或大剂量的地塞米松，有效率可达80%，若不能耐受激素者可选用静脉注射丙种球蛋白。其余选项均为二线用药。

4.【答案】B

【解析】该患者出现中枢神经系统症状，考虑是血小板减少诱发的脑出血。

5.【答案】ABCE

【解析】ITP伴有其他系统出血且血小板低于$10\times10^9/L$时，应注意紧急处理，方案有血小板输注、静脉输注丙种球蛋白、大剂量甲泼尼龙、促血小板生成药物及重组人活化因子治疗。血浆置换也可选择。

6.【答案】ACG

【解析】该中医辨证为瘀血内阻证，治当活血化瘀止血，方用桃红四物汤加减。

7.【答案】CDEH

【解析】桃红四物汤组成有桃仁、红花、当归、川芎、白芍、熟地。

模拟试卷十

一、单选题（每题1个得分点）

1. 【答案】B

2. 【答案】D

【解析】慢性呼吸衰竭的西医治疗措施包括保持呼吸道通畅、氧疗、控制感染、增加通气量、纠正酸碱失衡、糖皮质激素、防治消化道出血、防治休克等。而降压不属于其治疗措施，且为了防止休克，应适当升压，给予升压药物如多巴胺、间羟胺等。

3. 【答案】C

【解析】格雷厄姆斯蒂尔杂音呈叹气样，柔和，呈递减型，卧位吸气末增强，发生在肺动脉瓣区。

4. 【答案】D

【解析】泽泻药性甘、淡、寒；归肾、膀胱经；功用利水渗湿，泻热，化浊降脂；主治水肿胀满，小便不利，泻泄尿少，痰饮眩晕，热淋涩痛，遗精及高脂血症等。

5. 【答案】C

【解析】“五逐瘀汤”均用到川芎，或配以桃仁、红花，或伍以赤芍、当归。

6. 【答案】E

【解析】该患者为消渴脉络瘀阻证，方用血府逐瘀汤加减。

7. 【答案】B

8. 【答案】A

【解析】急性肝炎的重要治疗措施：①积极的休息，即急性期卧床休息和恢复期的适当活动；②饮食方面，要供给较充足的蛋白质及各种维生素，以利于肝细胞的修复和再生；③护肝。

9. 【答案】B

【解析】艾滋病患者的并发症有肺孢子菌肺炎、肠道隐孢子虫感染、溃疡、皮炎、疮疡、卡波西肉瘤等，肺孢子菌肺炎为艾滋病患者后期的主要死因，卡波西肉瘤为最常见的并发症。在艾滋病患者中最常见的恶性肿瘤有三种，第一种是卡波西肉瘤，发生率为20%～30%；第二种是B细胞淋巴瘤，发生率为5%～10%；第三种为皮肤黏膜鳞癌，发生率为1%～2%。所以选B。

10. 【答案】C

【解析】流行性出血热是由汉坦病毒引起的，以鼠类为主要传染源的一种自然疫源性疾病。其基本病理变化以小血管（包括小动脉、小静脉及毛细血管等）变性和坏死为主。

11. 【答案】E

【解析】患者以水肿为主证，辅助检查提示蛋白尿，高脂血症，低蛋白血症，首先考虑肾病综合征。

12. 【答案】B

【解析】该患者进食作噎，吞咽困难，诊为噎膈；因情绪抑郁发病，胸闷胀痛，伴有呕吐痰涎，脉滑等痰证，综合来看属于噎膈痰气交阻证，治当开郁化痰，润燥降气，代表方为启膈散加减。

13. 【答案】B

【解析】几乎所有的狼疮肾炎患者都有肾组织病变，WHO将狼疮肾炎分为六型：①正常或轻微病变型；②系膜病变型；③局灶增殖型；④弥漫增殖型；⑤膜性病变型；⑥肾小球硬化型。

14. 【答案】D

【解析】药物因素是再生障碍性贫血最常见的发病因素，常见于氯霉素引起。药物性再障一般有两种类型：①与剂量有关，系药物毒性作用，达到一定剂量就会引起骨髓抑制，一般是可逆的，停药后骨髓造血功能多可以恢复正常；②与剂量关系不大，多为药物的变态反应导致难以逆转的持续性再障。

15. 【答案】C

【解析】该患者为癫痫的心肾亏虚证，治当补益心肾，潜阳安神，方用左归丸合天王补心丹加减。

16.【答案】A

【解析】当二尖瓣狭窄至瓣口面积小于1.5cm^{2}时会有明显症状，主要症状有呼吸困难、咯血、咳嗽及声音嘶哑。呼吸困难为最常见的早期症状，多先有劳力性呼吸困难，随狭窄加重，出现静息时呼吸困难、端坐呼吸和阵发性夜间呼吸困难，甚至发生急性肺水肿。咯血通常见于严重二尖瓣狭窄，可为其首发症状。咳嗽及声音嘶哑可能与左心房扩大产生的气管及喉返神经压迫有关。

17.【答案】B

【解析】胃有实热一般表现为呕吐猛烈，声音壮厉，呕吐出黏稠黄水，或酸或苦。食滞胃脘的呕吐多为酸腐味的未消化食物，多因暴饮暴食，或过食肥甘厚味引起。热扰神明多见呕吐呈喷射状，临床中多见于颅脑损伤等。饮邪停胃多见口干欲饮，饮后则吐。

18.【答案】A

【解析】竹叶石膏汤主治身热多汗，心胸烦闷，气逆欲呕，口干喜饮，或虚烦不寐，舌红苔少之伤寒、温病、暑病之后，余热未清，气津两伤证。B白虎加人参汤应注意鉴别，其主治气分热盛，气阴两伤证，证见汗吐下后里热炽盛而见阳明经四大症者。

19.【答案】D

【解析】黄连解毒汤黄柏泄下焦之火，栀子清热泻火，导热下行，使湿热从小便出，体现“苦寒直折”之法。

20.【答案】B

【解析】仙方活命饮功用清热解毒，消肿溃坚，活血止痛，主治痈疡肿痛初起。五味消毒饮主治火毒结聚之疔疮，黄连解毒汤主治三焦火毒热盛证，四妙勇安汤主治热毒炽盛之脱疽，普济消毒饮主治大头瘟。

21.【答案】A

【解析】麝香为开窍药，入丸散，每次0.03～0.1g；外用适量；不宜入煎剂；孕妇禁用。故选A。

22.【答案】A

【解析】茯苓性平，味甘、淡，归心、脾、肾经；功效利水渗湿、健脾，宁心，属利水渗湿药下属分类的利水消肿药，常被应用于水肿、痰饮、脾虚泄泻、心悸、失眠。煎服9～15g。故选A。

23.【答案】E

【解析】痰湿阻肺症见咳嗽痰多，色白而稀容易咳出、胸膈满闷、动则咳嗽加剧、气喘痰鸣，纳呆，舌苔白腻或白滑，脉濡缓。

24.【答案】E

【解析】肝火上炎指头晕胀痛，耳鸣，面红，目赤肿痛，急躁易怒，口苦口干，便秘，尿短黄，或胁肋灼痛，衄血吐血，妇女月经量多、超前，舌红苔黄，脉弦数。

25.【答案】D

【解析】抗dsDNA抗体是诊断SLE的特异性抗体，为SLE的标志抗体，多出现在SLE的活动期；抗dsDNA抗体的滴度与疾病活动性密切相关，稳定期的病人如抗dsDNA滴度增高，提示复发风险较高，需要更加严密地监测。

26.【答案】E

【解析】狼疮肾炎是SLE最常见和最严重的临床表现，可为无症状性蛋白尿和/或血尿、高血压，甚至肾病综合征，急进性肾炎综合征等，病情可逐渐进展，晚期发生尿毒症，个别患者首诊即为慢性肾衰竭。

27.【答案】B

【解析】阵发性睡眠性出血红蛋白尿（PNH）的典型病人有血红蛋白尿发作，易与再生障碍性贫血（AA）鉴别。不典型者无血红蛋白尿发作，全血细胞减少，骨髓可增生减低，易误诊为AA。临床偶有两者同时存在的AA－PNH综合征。

28.【答案】D

29.【答案】A

【解析】交叉性瘫痪是一侧脑干缺血的典型表现，可因脑干缺血的部位不同而出现不同的综合征，表现为一侧动眼神经、外展神经和/或面神经麻痹，对侧肢体瘫痪。

30.【答案】D

【解析】频繁发作的TIA，神经影像学检查显示有缺血或脑梗死病灶者，可给予钙拮抗剂，保护脑组织。目前常用的有尼莫通、尼达尔、西比灵和奥力保克等。

31.【答案】D

【解析】肾病综合征患者的治疗要保证每日热量充足，每日不应少于126～147kJ/kg。

32.【答案】B

【解析】记住即可，此处与慢性肾小球肾炎的高血压低盐（<6g/d）相区别。

33.【答案】E

【解析】对肾病综合征病人利尿治疗的原则是不宜过快过猛，以免造成血容量不足，加重血液高黏滞倾向，诱发血栓、栓塞并发症。

34.【答案】D

【解析】袢利尿剂主要作用于髓袢升支；潴钾利尿剂主要作用于远曲小管后段；渗透性利尿剂主要通过提高血浆胶体渗透压，使组织中水分重吸收入血，同时在肾小管腔内形成高渗状态，减少水、钠的重吸收而利尿；噻嗪类利尿剂主要作用于髓袢升支厚壁段和远曲小管前端；ACEI是降血压药物，无利尿作用。

35.【答案】E

【解析】感染性心内膜炎（IE）外科手术适应证：①心力衰竭；②瓣膜急性反流或梗阻导致顽固性肺水肿或心源性休克；③真菌或多重耐药菌造成的感染；④规范抗感染、控制毒血症转移灶治疗措施情况下仍存在血培养阳性；⑤在正确抗感染治疗下赘生物持续增大且出现过≥1次栓塞事件；⑥瘘入心腔或心包导致顽固性肺水肿或休克；⑦二尖瓣或主动脉瓣的IE伴有单个巨大赘生物（>30mm）；⑧未能控制的局灶性感染灶（脓肿、假性动脉瘤、瘘管、不断增大的赘生物）；⑨瓣膜重度反流，无心力衰竭；⑩赘生物>10mm伴其他高危因素；⑪主动脉瓣或二尖瓣伴有急性重度反流、阻塞引起伴有症状的心衰或超声心动提示血流动力学异常；⑫孤立性赘生物>15mm。

二、多选题（每题2个得分点）

1.【答案】ABCE

【解析】肝肾阴虚证见目睛干涩或视物模糊，头晕耳鸣，五心烦热或手足心热，口干咽燥，腰膝酸痛，遗精，或月经失调，舌红少苔，脉弦细或细数。少气乏力为气虚症状，多见于气阴两虚证或肺肾气虚证等。

2.【答案】AD

【解析】颜面或肢体浮肿，舌苔白或白腻，脉缓或沉缓，为水湿证，治当利水消肿，方用五苓散合五皮饮。

3.【答案】ABCE

【解析】巨幼细胞贫血血象呈大细胞性贫血，MCV、MCH均增高，MCHC正常；网织红细胞计数可正常或轻度增高，重者全血细胞减少。

4.【答案】ABCD

【解析】沉香散由沉香、砂仁、苍术、枳实、麦芽（炒焦）、青皮、紫苏叶、细辛、川芎、桔梗、茯苓、甘草、栀子、厚朴、香附、木香、山楂、陈皮、藿香、荆芥、白芷、防风、薄荷、半夏、白芍、葛根组成，具有疏表化滞的功效，用于治疗风寒外侵，气滞不运，脘腹痞闷。

5.【答案】ABCDE

【解析】糖尿病酮症酸中毒常见的诱因：①感染，如急性呼吸系统感染（包括上呼吸道感染和肺炎）、化脓性皮肤感染、胃肠道感染（如急性胃肠炎、胰腺炎、胆道感染），感染是糖尿病酮症酸中毒最常见的诱因；②胰岛素突然减量或终止治疗、糖尿病未控制或病情加重；③外伤、手术、麻醉、急性心肌梗死、心力衰竭、精神紧张、急性应激状态也可能导致胰岛素的需求量增加，从而导致糖尿病酮症酸中毒。

6. 【答案】BD

【解析】心脾两虚型郁证治法为甘润缓急，养心安神，所用主方为归脾汤合甘麦大枣汤。

7. 【答案】BC

【解析】大黄附子汤的组成为大黄、附子、细辛，温脾汤的组成为当归、干姜、附子、人参、芒硝和大黄，均有大黄及附子，故选 BC。

8. 【答案】ACDE

【解析】美国风湿病学会的 SLE 的分类标准有：①颧部红斑；②盘状红斑；③光过敏；④口腔溃疡；⑤关节炎；⑥浆膜炎；⑦肾脏病变；⑧神经系统病变，癫痫发作或精神症状；⑨血液系统异常：溶血性贫血或白细胞减少或淋巴细胞绝对值减少或血小板减少；⑩免疫学异常：狼疮细胞阳性，或抗 ds-DNA 或抗 Sm 抗体阳性，或梅毒血清试验假阳性；⑪抗核抗体阳性。

9. 【答案】CD

【解析】大发作的首选药物为丙戊酸钠，次选苯妥英钠、卡马西平；典型失神发作及肌阵挛发作首选丙戊酸钠，次选乙琥胺、氯硝西泮；非典型失神发作首选乙琥胺或丙戊酸钠，次选氯硝西泮；部分性发作和继发全面性发作首选卡马西平，其次为苯妥英钠、丙戊酸钠或苯巴比妥；强直性发作首选卡马西平，次选苯妥英钠、丙戊酸钠；阵挛性发作首选丙戊酸钠，次选苯妥英钠、卡马西平或苯巴比妥。

10. 【答案】ABCD

【解析】痢疾的病因分为两种，外感时邪及饮食不节，感时邪有三种，分别是疫毒之邪、湿热之邪及夏暑感寒伤湿。

11. 【答案】ACE

【解析】“小三阳”是指慢性乙型肝炎患者或乙肝病毒携带者乙肝表面抗原（HBsAg）、乙肝 e 抗体（HBeAb）、乙肝核心抗体（抗 HBc）三项阳性。

12. 【答案】AE

【解析】肠风血色鲜泽清稀，其下如溅，属风热为患。脏毒血色黯浊黏稠，点滴不畅，两者均属便血。

13. 【答案】ACD

【解析】该证为湿浊证，治当健脾化湿泄浊，方用胃苓汤加减。

14. 【答案】ABCE

【解析】可用于检测脂肪吸收不良的实验室检查包括：①粪便脂肪定性和定量；②苏丹Ⅲ染色；③近红外反射率分析法；④^{14}C－甘油三油酸呼吸试验。

15. 【答案】ABC

【解析】乳糜泻患者可产生抗麦胶蛋白抗体（AGA）、组织型转谷氨酰胺酶抗体（tTG）和肌内膜抗体（EMA）等多种自身抗体。

三、共用题干题（每个提问有 1 个得分点）

1. 【答案】A

【解析】尿路感染症状伴寒战、发热、腰痛，考虑肾盂肾炎，因发病急骤，最可能是急性肾盂肾炎。

2. 【答案】B

【解析】经过治疗好转者，可于退热后继续用药 3 天改为口服抗生素，完成 2 周疗程。

3. 【答案】B

【解析】患者证属肾阴不足，湿热留恋证，治当滋阴益肾，清热通淋，方用知柏地黄丸加减。

4. 【答案】C

【解析】该患者的主要症状为头摇肢颤，伴随气虚血虚症状，辨证为气血亏虚证。

5. 【答案】D

【解析】颤证一般不做骨髓检查。

6. 【答案】B

【解析】颤证气血亏虚证，治当益气养血，濡养筋脉，方用人参养荣汤。

7. 【答案】C

【解析】患者肢体麻木，疼痛，考虑血瘀，加鸡血藤，丹参，桃仁，红花；酸枣仁药不对症。

8.【答案】A

【解析】患者高热、鼻出血，胸骨压痛，结合实验室检查和骨髓象考虑为急性白血病，通过非特异性酯酶（-），NaF 抑制不明显，考虑诊断急性粒细胞白血病。

9.【答案】C

【解析】AML 的诱导缓解治疗采用蒽环类药物联合标准剂量阿糖胞苷化疗，最常用的是 IA 方案和 DA 方案。

10.【答案】B

【解析】年龄 <60 岁的 AML 病人，预后不良组首选 allo - HSCT，预后良好组首选大剂量阿糖胞苷为基础的化疗，复发后再行 allo - HSCT。

11.【答案】D

【解析】高血压危象多因紧张、疲劳、寒冷、突然停服降压药等造成，在高血压早期与晚期均可发生，出现头痛、烦躁、眩晕、恶心、呕吐、心悸、气急及视物模糊等严重症状，以及伴有痉挛动脉累及相应的靶器官缺血。其与高血压脑病的鉴别点在于高血压脑病还伴有明显的意识障碍。本患者意识清醒，故首先不考虑高血压脑病。恶性高血压多见于青少年，发病急骤，舒张压常≥130mmHg，伴有头痛，视力减退，视网膜出血、渗出和视神经乳头水肿，有明显且迅速的肾功能损害，常出现蛋白尿、血尿、管型尿等，治疗不及时可导致死亡。该患者有轻度蛋白尿，但无明显的血尿及肾功能损害，且年龄较大，不符合恶性高血压的流行病学规律，故也不作为首要考虑。高血压 3 级对其当下状态的诊断不完整，不能涵盖其他症状。

12.【答案】D

【解析】卡托普利是血管紧张素转换酶抑制剂（ACEI），适用于伴有慢性心衰、心肌梗死后、非糖尿病肾病、糖尿病肾病、代谢综合征、蛋白尿或微量蛋白尿者，该患者有轻度蛋白尿，应当首选 ACEI 类降压药。

13.【答案】E

【解析】患者头痛耳鸣，腰膝酸软，遗精耳鸣，四肢不温，形寒怯冷，舌质淡，属肾阳虚衰证，治当温补肾阳，方用济生肾气丸加减。

14.【答案】D

15.【答案】E

【解析】若患者出现泄泻，且凌晨加重，结合患者前肾阳虚衰的证候，考虑为肾阳虚衰所致的泄泻，应选四神丸以温肾散寒，涩肠止泻。四神丸多用于肾阳不足所致的泄泻。

16.【答案】A

【解析】该患者长期发作性疼痛，且食后加重，符合餐后痛的特点，考虑胃溃疡，十二指肠溃疡为食后缓解。

17.【答案】D

【解析】消化性溃疡的检查一般包含胃镜、X 线钡餐检查、幽门螺杆菌检测、胃液分析及血清胃泌素测定。血清淀粉酶为急性胰腺炎的特征性检查，急性胰腺炎一般起病急骤，多发于暴饮暴食后，且伴有黄疸。

18.【答案】B

【解析】四联疗法为根除幽门螺杆菌的常用疗法，一般为质子泵抑制剂（奥美拉唑、兰索拉唑、泮托拉唑等）+铋剂（枸橼酸铋钾）+两种抗生素（克拉霉素、阿莫西林、甲硝唑等）。法莫替丁属于 H_2 受体拮抗剂，一般用于抗酸治疗。

19.【答案】B

【解析】患者本次发作胃脘灼热疼痛，胸胁胀满，反酸，口干口苦，大便秘结，舌红，苔黄，脉弦数，属肝胃郁热证，治当清胃泻热，疏肝理气，方用化肝煎合左金丸加减。

20.【答案】A

四、案例分析题

1.【答案】ADF

【解析】患者咳嗽、咳血痰，痰检找到鳞癌细胞，可通过纤维支气管镜检查、胸部 CT 扫描、侧位胸片找具体定位。

2. 【答案】G

【解析】痰脱落细胞检查是肺癌的重要检查方法，纤维支气管镜检查是肺癌的主要检查方法，对肺癌的诊断具有决定性意义的是病理学检查。

3. 【答案】ABCDF

【解析】肺癌的中医病因包括正气虚损，痰浊聚肺，情志失调，烟毒内蕴，邪毒侵肺等，基本病机是由于正气虚弱，毒恋肺脏，瘀阻脉络，久成癥积。

4. 【答案】DEF

【解析】肺癌转移至淋巴结的典型部位为前斜角肌区，转移淋巴结的大小不能反映肺癌病程的早晚，A 错；压迫大气道会造成吸气性呼吸困难，而疼痛一般是由于肿瘤侵入胸壁、肋骨或压迫肋间神经引起，B 错；肺外表现包括副癌综合征和类癌综合征，副癌综合征包括杵状指、肥大性骨关节病、高钙血症、男性乳房发育、库欣综合征、低钠血症及神经肌肉综合征等，类癌综合征包括哮鸣样支气管痉挛、阵发性心动过速、水样腹泻或皮肤潮红等，C 错；发热是本病常见的全身症状，发热的原因多为肿瘤继发感染，气促可由于心包积液引起，肺上沟癌压迫颈部交感神经时会出现同侧的霍纳综合征，DEF 对。

5. 【答案】ACF

【解析】痰湿毒蕴证证候见咳嗽，痰多，气憋胸闷，或胸胁疼痛，纳差便溏，身热尿黄，舌质暗或有瘀斑，苔厚腻，脉滑数。治当祛湿化痰，清热解毒，方用导痰汤加减。

模拟试卷十一

一、单选题（每题1个得分点）

1.【答案】C

【解析】血培养是败血症最可靠的诊断依据。血培养阴性而骨髓培养阳性，则其意义与血培养阳性相同。其他如痰、尿、胸水、腹水、脓性分泌物等的培养对明确诊断均有参考意义。检测血液、尿液、胸腹水等标本中有无内毒素，以证实是否为革兰阴性菌感染；在病程中出现眼结膜、口腔黏膜等瘀点；皮疹，肝脾大，迁徙性损害或脓肿，败血症之诊断也可基本成立。

2.【答案】B

【解析】块状型占肝癌的70%以上。

3.【答案】A

【解析】慢性肺源性心脏病的X线检查尚可见肺动脉高压征，如右下肺动脉增宽，横径≥15mm；肺动脉横径与气管横径之比≥1.07；肺动脉明显突出或高度≥3mm；右心室肥大征；肺动脉“残根征”；心脏垂直位。

4.【答案】C

【解析】健脾丸的组成为白术、木香、黄连、甘草、白茯苓、人参、神曲、陈皮、砂仁、麦芽、山楂、山药、肉豆蔻，功能健脾和胃，消食止泻，主治脾虚食积证。

5.【答案】A

【解析】气阴两虚证候包括颈前肿大，眼突，心悸失眠，消瘦，神疲乏力，气短汗多，口干咽燥，手足心热，纳差，大便溏薄，舌质红或淡红，脉细或数无力，急躁易怒一般见于阴虚火旺或肝火旺盛证。

6.【答案】A

【解析】ChE活力是诊断有机磷杀虫药中毒的特异性指标。ChE活力70%~50%为轻度中毒，50%~30%为中度，小于30%为重度。

7.【答案】C

8.【答案】E

9.【答案】A

10.【答案】C

【解析】川贝母功用清热化痰、润肺止咳、散结消肿，主治虚劳咳嗽，肺热燥咳，瘰疬，乳痈及肺痈。

11.【答案】E

【解析】继发性红细胞增多症为血红蛋白及红细胞绝对值增高，而烧伤多是相对红细胞增高。

12.【答案】B

13.【答案】C

【解析】邪盛神乱之失神的表现为神昏谵语，循衣摸床，舌謇肢厥，撮空理线，呼吸气促，喉中痰鸣，或猝倒神昏，两手握固，二便闭塞，牙关紧闭。

14.【答案】D

【解析】D选项属于血瘀证的表现。

15.【答案】D

【解析】骨髓增生程度分为极度活跃、明显活跃、活跃、减低及极度减低，187:1属于骨髓增生极度减低，多见于重型再障或骨髓坏死。

16.【答案】B

【解析】A为甲型肝炎的潜伏期，C为乙型肝炎的潜伏期，D为戊型肝炎的潜伏期，E为丁型肝炎的潜伏期。

17.【答案】D

【解析】仙方活命饮组成为白芷、贝母、防风、赤芍、当归、甘草、皂角刺、穿山甲、天花、乳香、没药、金银花和陈皮。

18.【答案】A

【解析】左金丸的组成为黄连六两，吴茱萸一两，黄连吴茱萸的比例为6:1。

19.【答案】C

【解析】题干为泻白散所治肺热咳喘证

的主证，泻白散为治肺有伏火郁热喘咳之常用方。

20.【答案】E

【解析】关木通为马兜铃科植物东北马兜铃的藤茎，性苦，寒，有毒，归心、小肠、膀胱经；功能清心火，利小便，通经下乳；煎服3～6g。关木通所含的马兜铃酸为有毒成分，用量过大可引起急性肾功能衰竭，甚至死亡。中毒主要原因为过量服用和久服，故选E。

21.【答案】C

【解析】海螵蛸别称乌贼骨，味咸、涩，性温，归肝肾经；功效固精止带，收敛止血，制酸止痛，收湿敛疮，故选C

22.【答案】A

【解析】风热犯肺常表现为嗽痰稠色黄，鼻塞流黄浊涕，身热，微恶风寒，口干咽痛，舌尖红苔薄黄，脉浮数。

23.【答案】A

【解析】痰阻心窍常表现为喉间痰鸣，意识模糊，语言不清，甚至不省人事，舌苔白腻，脉滑；或精神抑郁，神情淡漠，神志痴呆，喃喃自语，举止失常。猝然昏倒，不省人事，喉中痰鸣，口吐痰涎，手足抽搐，两目上视，口中如猪羊叫声。

24.【答案】B

【解析】肾气不固腰膝酸软，神疲乏力，耳鸣失聪，小便频数而清；或尿后余沥不尽，或遗尿，或夜尿频多；或小便失禁，男子滑精、早泄，女子月经淋漓不尽；或带下清稀而量多；或胎动易滑，舌淡，苔白，脉弱。

25.【答案】D

【解析】类风湿结节是类风湿关节炎特异的皮肤表现，多在关节的隆突部位及皮肤的受压部位，常提示疾病处于活动阶段。

26.【答案】D

【解析】系统性红斑狼疮与中医学的"蝶疮流注"相似。

27.【答案】D

【解析】再生障碍性贫血的肾阳亏虚证见形寒肢冷，气短懒言，面色苍白，唇甲色淡，大便稀溏，面浮肢肿，出血不明显，舌体胖嫩，舌质淡，苔薄白，脉细无力。治法：补肾助阳，益气养血。方用右归丸合当归补血汤加减。选D。

28.【答案】D

【解析】再障的气血两虚证见面白无华，唇淡，头晕心悸，气短乏力，动则加剧，舌淡，苔薄白，脉细弱。治当补益气血，方用八珍汤加减。

29.【答案】C

【解析】该证为短暂性脑缺血发作肝肾阴虚、风阳上扰证，治当平肝息风，育阴潜阳，方用镇肝熄风汤加减。组成为牛膝、赭石、龙骨、牡蛎、龟板、白芍、玄参、天冬、川楝子、麦芽、茵陈、甘草。

30.【答案】E

【解析】该患者猝然发病，随即恢复，且有头重如蒙，胸闷脘痞，结合舌脉，诊为TIA痰瘀互结，阻滞脉络证。治当豁痰化瘀，通经活络，方用黄连温胆汤合桃红四物汤加减。

31.【答案】C

【解析】潴钾利尿剂排钠、排氯，但潴钾，适用于低血钾的病人，长期服用需防止高钾血症，对肾功能不全的患者慎用。C选项螺内酯是常用的潴钾利尿剂。

32.【答案】E

【解析】渗透性利尿剂对少尿患者（<400ml/d）慎用，可引起管型，形成阻塞肾小管，并可诱发"渗透性肾病"，导致急性肾衰。

33.【答案】A

【解析】患者怀疑为胃溃疡，PPI是治疗消化性溃疡的首选药物，故做胃镜检查前可早期应用的是质子泵抑制剂。

34.【答案】C

【解析】长期慢性炎症使胃黏膜表层上皮和腺体为杯状细胞和幽门腺细胞所取代。以杯状细胞为特征的肠腺替代了胃固有腺体称为肠上皮化生；泌酸腺的颈黏液细胞增生，形成幽门腺样腺体，称为假幽门腺化生。

35.【答案】D

【解析】洋地黄类药物通过抑制 Na^+-K^+-ATP 酶发挥药理作用。①正性肌力作用：促进心肌细胞 $Ca^{2+}-Na^+$ 交换，升高细胞内 Ca^{2+} 浓度而增强心肌收缩力。②电生理作用：一般治疗剂量下，洋地黄可抑制心脏传导系统，对房室交界区的抑制最为明显。③迷走神经兴奋作用：作用于迷走神经传入纤维，增加心脏压力感受器的敏感性，反馈抑制中枢神经系统的兴奋冲动，可对抗心衰时交感神经兴奋的不利影响。④作用于肾小管细胞，减少钠的重吸收并抑制肾素分泌。

二、多选题（每题 2 个得分点）

1.【答案】BCDE

【解析】关格的基本病理变化为脾肾衰惫，气化不利，湿浊毒邪内蕴三焦；病理性质为本虚标实，脾肾虚衰为本，湿浊毒邪为标。初起时，病在脾肾，病至后期可损及多个脏器。若肾阳衰竭，寒水上犯，凌心射肺，久可转变为心悸、胸痹；若阳损及阴，肾阴亏耗，肝阳上亢，内风自生，则可有眩晕、中风；若浊邪内盛，内陷心包，而成昏迷、谵妄。治疗宜攻补兼施，标本兼顾。一般来说，本病预后差。

2.【答案】ABCD

【解析】积证以腹部可扪及或大或小、质地或软或硬的包块，部位固定不移，并有胀痛或刺痛为临床特征。积属有形，结块固定不移，痛有定处，病在血分，是为脏病。

3.【答案】DE

【解析】一般来说，病毒性肝炎中的甲肝、戊肝一般不容易引起肝硬化，甲肝、戊肝一般是以急性黄疸型肝炎最为常见。

4.【答案】ABCD

【解析】三仁汤为治疗标证之湿热证的方剂。

5.【答案】ACD

【解析】卡马西平起始 200mg/d，维持 600～2000mg/d；氯硝西泮 1mg/d，逐渐加量。

6.【答案】ABC

【解析】甲氨蝶呤每周 7.5～25.0mg，以口服为主，亦可静注或肌内注射，需向病人着重强调每周 1 次的给药频率。通常 4～6 周起效，疗程至少半年。不良反应有肝损害、胃肠道反应、骨髓抑制和口炎等。

7.【答案】AD

【解析】麻子仁丸的组成为麻子仁、芍药、枳实、大黄、厚朴及杏仁。

8.【答案】BE

【解析】寒邪客肺证应注意与饮停于肺证和风寒束肺证相鉴别。三者共同的特点是都有咳嗽，咳稀白痰，不同点在于寒邪客肺证属实证，以气喘、形寒肢凉、不发热为特征，多突然发作呈急性过程，病程较长；饮停于肺证属本虚标实，同样具有气喘，痰量多呈泡沫状，喉中痰鸣，依息不能平卧，胸闷，甚则心悸，下肢浮肿，反复发作，秋冬发作，春夏缓解；风寒束肺证属实证，以恶寒发热为主，咳嗽较缓，病程短。

9.【答案】AC

【解析】大量蛋白尿和低蛋白血症为肾病综合征最基本的特征。

10.【答案】BC

【解析】叶酸缺乏治疗应口服叶酸，每次 5～10mg，每日 3 次。对于 $VitB_{12}$ 缺乏，应肌注 $VitB_{12}$，每次 500μg，每周 2 次；无 $VitB_{12}$ 吸收障碍者可口服 $VitB_{12}$ 片剂，每次 500μg，每日 1 次，直至血象恢复正常。

11.【答案】ABCDE

【解析】噎膈是指食物吞咽受阻，或食入即吐的一种疾病。本病的发生，多由忧思恼怒、饮酒嗜辛、劳伤过度，导致肝郁、脾虚、肾伤，形成气郁、血瘀、痰凝、火旺、津枯等一系列病理变化所致。其病变部位虽然主要在食道和胃，但与肝、脾、肾等脏的功能失调有密切关系。

12.【答案】CE

【解析】呕吐清水痰涎，胸脘痞闷，不思饮食，头眩心悸，苔白腻，脉滑辨证为痰饮内停；治则温化痰饮，和胃降逆；方药小半夏汤合苓桂术甘汤。

13.【答案】AD

【解析】聚证肝气郁结证代表方为逍遥散、木香顺气丸，前方疏肝解郁、健脾养血，后方疏肝行气、温中化湿。

14.【答案】ABCD

【解析】折返形成的条件是传导异常，包括：①心脏2个或多个部位的传导性与不应期各不相同，相互连接形成一个闭合环；②单向阻滞，环路的第一部分只允许激动向一个方向传导；③传导缓慢，另一条通道传导缓慢，使原先发生阻滞的通道有足够时间恢复兴奋性；④原先阻滞的通道再次激动，完成一次折返激动。

15.【答案】ABD

【解析】左心衰竭主要体征：（1）心脏方面，心脏扩大，心尖区及其内侧可闻及舒张期奔马律，肺动脉区第二心音亢进，第二心音逆分裂，左室明显扩张时可出现心尖区收缩期杂音。常出现窦性心动过速，严重者出现快速室性心律失常。交替脉亦为早期重要体征之一。（2）肺脏方面，阵发性夜间呼吸困难者两肺有较多湿啰音，并可闻及哮鸣音及干啰音，急性肺水肿时双肺满布湿啰音、哮鸣音。约1/4患者发生胸腔积液。

三、共用题干题（每个提问有1个得分点）

1.【答案】B

【解析】患者头身疼痛，发热，咽痛，脉浮数并见，乃风温初起，热在肌表，不得外散。A选项邪客肺络证以咳嗽为主证，错；C选项热证明显，咳喘气急，鼻翼翕动，错；D选项恶寒明显，伴有鼻塞、咳喘，一般无咽痛，错；E选项恶寒发热，可见不汗出而烦躁，有内热之象，错。

2.【答案】D

【解析】银翘散功用辛凉透表，清热解毒，主治温病初起。

3.【答案】C

【解析】银翘散用法强调“香气大出，即取服，勿过煮”，体现了“治上焦如羽，非轻莫举”，过煮则失其中轻宣之品的上浮特性，药失其效，即所谓“过煮则味厚而入中焦矣”。

4.【答案】B

【解析】银翘散为辛凉平剂。A选项辛凉轻剂为桑菊饮，错；C选项辛凉重剂为麻黄杏仁甘草石膏汤，错；D、E两项为干扰项。

5.【答案】D

【解析】患者有水肿、蛋白尿、低蛋白血症，首先考虑为肾病综合征。

6.【答案】E

【解析】诊断肾病综合征的必要条件是24小时尿蛋白＜3.5g，以及血浆蛋白≤30g/L。

7.【答案】C

【解析】该患者西医诊断为肾病综合征，同时该患者以水肿为主要症状，对应中医则属于水肿病。

8.【答案】D

【解析】该患者以皮肤出现淤青为首发症状，此前无其他明显感染病史，后期出现鼻及牙龈出血，血小板在 50×10^9/L左右，白细胞及血红蛋白正常，考虑可能是慢性型ITP而非过敏性紫癜或急性型ITP，后两者临床中多见有前驱症状，如上呼吸道感染病史。

9.【答案】C

【解析】当病情严重，血小板数在（10～30）$\times10^9$/L时，伴出血或有治疗要求者，可用静脉滴注皮质类固醇。地塞米松40mg静脉滴注，连用4天，必要时可在2周后重复治疗1次；或者泼尼松1mg/（kg·d）至少3周，该患者病情缓慢，可用泼尼松口服治疗。

10.【答案】E

【解析】该患者属于ITP瘀血内阻证，治当活血化瘀止血，方用桃红四物汤加减。

11. 【答案】A

12. 【答案】C

【解析】患者以上呼吸道感染为先发症状，后出现眼睑浮肿，尿蛋白及血尿阳性，尿蛋白定量在1~3g，结合补体C3及血压升高，考虑为急性肾小球肾炎。急性肾小球肾炎是一种全身性感染免疫引起的肾小球损害病变，临床中有肾小球源性血尿，约30%可见肉眼血尿，伴有轻、中度蛋白尿，80%的病人可有晨起眼睑及下肢水肿，可有一过性高血压。属中医学“水肿”等范畴。

13. 【答案】C

【解析】湿毒浸淫证证见眼睑浮肿，延及全身，皮肤光亮，尿少色赤，身发疮痍，甚则溃烂，恶风发热，舌质红，苔薄白，脉滑数或浮数。患儿眼睑浮肿，皮肤光亮，尿赤，恶风发热，符合湿毒浸淫证要点，治当宣肺解毒，利湿消肿，方用麻黄连翘赤小豆汤合五味消毒饮加减。

14. 【答案】B

15. 【答案】A

【解析】患者四肢抽搐伴短暂神志不清，可自行好转，最可能为癫痫。若需明确诊断分型，还需EEG、磁共振等检查进一步确诊。

16. 【答案】B

【解析】该患者以全身抽搐，意识丧失为特点，持续时间数分钟，考虑为全面性强直-阵挛发作，强直性发作虽也是全身抽搐，但其持续时间一般仅为几秒钟，癫痫持续状态一般持续半小时以上。若需明确分型，还需进行EEG检查。

17. 【答案】E

【解析】风痰闭阻证发病前常有眩晕、头昏、胸闷、乏力、痰多、心情不悦等，发作呈多样性，可突然跌倒，神志不清，抽搐吐涎，或伴尖叫与二便失禁；或短暂神志不清，双目发呆，茫然所失，谈话中断，持物落地；或精神恍惚而无抽搐，舌质红，苔白腻，脉多弦滑有力。患者符合风痰闭阻证候。

18. 【答案】A

【解析】风痰闭阻证治当涤痰息风，开窍定痫，方用定痫丸加减。

四、案例分析题

1. 【答案】ABCE

【解析】患者刺激性干咳半年，偶有痰中带血，首先考虑肺癌的可能性，初步进行肺部X线、CT、肿瘤标志物及痰脱落细胞等检查以初步诊断，同时与慢阻肺、肺炎、肺结核等进行鉴别。

2. 【答案】EG

【解析】患者胸片示有斑片影，所以需要进一步做纤维支气管镜检查及病理学检查确诊。

3. 【答案】BCDE

【解析】若支气管镜肺活检病理提示为左肺腺癌，还应该进一步完善头颅CT或MRI、全身骨扫描、PET、纵隔镜检查，确定病变具体部位以及有无转移。

4. 【答案】ABCDE

【解析】为了防止本病全身转移，首先宜进行手术治疗，其次配合化疗、放疗、免疫抑制治疗及靶向治疗，确保癌细胞基本被清除。临床中若患者处于初期，一般仅行手术治疗后定期复查观察以防复发。

5. 【答案】A

【解析】该患者见胸胁胀痛，面青唇暗，舌暗有瘀斑，脉弦，证属气滞血瘀证，治当活血散瘀，行气化滞，方用血府逐瘀汤加减。

6. 【答案】B

模拟试卷十二

一、单选题（每题1个得分点）

1. 【答案】C

【解析】凝血酶原时间PT和凝血酶原活动度PTA是诊断重型肝炎的重要依据，当PT延长致PTA < 40%时应疑为重型肝炎，PTA的变化也是判断重型肝炎预后最敏感的实验室指标。

2. 【答案】A

【解析】大肠杆菌、产碱杆菌等所致的败血症还可出现类似伤寒的热型，同时伴相对脉缓，少数患者可有体温不升、皮疹、关节痛和迁徙性病灶较革兰阳性球败血症出现少，但继发于恶性肿瘤的绿脓杆菌败血症临床表现则较凶险，40%左右的革兰阴性杆菌败血症患者可发生感染性休克，有低蛋白血症者更易发生。

3. 【答案】E

【解析】乙脑的实验室检查结果见外周白细胞及中性粒细胞均增高；脑脊液压力高，细胞数轻度增高，蛋白稍高，糖及氯化物正常；血清特异性IgM或脑脊液抗原检测阳性可做出诊断。

4. 【答案】D

5. 【答案】D

【解析】虚劳之心血虚证方用养心汤。

6. 【答案】A

7. 【答案】E

【解析】远志的功用为宁心安神，去痰开窍，消散痈肿，并无止汗功用。其主治包括失眠多梦，心悸怔忡，健忘，癫痫惊狂，咳嗽痰多，痈疽疮毒，乳房肿痛，喉痹等。

8. 【答案】D

【解析】D选项为其禁忌证。

9. 【答案】C

【解析】血浆渗透压低于260mOsm/L时，有疲倦、表情淡漠、恶心、食欲减退等和皮下组织肿胀。当血浆渗透压下降至240～250mOsm/L时，会出现头痛、嗜睡、神志错乱、谵妄等神经精神症状。当下降至230mOsm/L时，可发生抽搐、昏迷。

10. 【答案】B

【解析】厚朴温中汤的组成包括厚朴、陈皮、甘草、茯苓、草豆蔻、干姜、木香、生姜，注意本方为生姜、干姜同用方。

11. 【答案】A

12. 【答案】A

13. 【答案】B

14. 【答案】D

【解析】芍药汤主治湿热痢疾，其中重用芍药养血和营、缓解止痛，配以当归养血活血，体现“行血则便脓自愈，调气则后重自除”之义。

15. 【答案】C

【解析】青篙鳖甲汤以青蒿鳖甲共为君药，滋阴清热，内清外透。如吴瑭所言：“此方有先入后出之妙，青蒿不能直入阴分，有鳖甲领之入也；鳖甲不能独出阳分，有青蒿领之出也。”

16. 【答案】D

【解析】该证为当归六黄汤之主治阴虚火旺盗汗。A选项导赤散也可见面赤心烦，口干唇燥，当归六黄汤之心火乃肾阴虚不能上济心火以致心火独亢，病根在肾；而导赤散还可见口生疮，为心经火热证，还可见溲赤涩刺痛。B选项青蒿鳖甲汤主证为夜热早凉，热退无汗。清骨散也可见发热盗汗，然其主治肝肾阴虚，虚火内扰证，以热为主证，当归六黄汤以盗汗为主证，应注意鉴别。E选项大补阴丸主治肝肾阴虚，相火亢盛之阴虚火旺证，其与清骨散、当归六黄汤当仔细鉴别。清骨散乃肝肾阴虚，内热自生，以致虚火熏蒸，热复伤阴，证以虚火为重，病位仍以肾为主，其处方思路为银柴胡、胡黄连、秦艽、青蒿、知母等清虚热为主，佐以滋阴，虚热退则阴不亏；当归六黄汤乃肾阴亏虚不能上济心火，致心火独亢，病由肾累及心，故除发热盗汗外，还有面赤心烦，溲赤等心火亢盛证，故其处方思路中有三黄，以黄连清心泻火兼黄芩、黄柏泻火坚阴，阴固则水能治火。大补阴丸主治肝肾阴虚，相火亢盛之阴虚火旺，相火亢盛则伴有心烦易怒，甚则及肺致咳嗽咯血，病以肝肾为主。

17. 【答案】E

【解析】小建中汤为桂枝汤倍芍药加饴糖而成，主治中焦虚寒，肝脾失调，阴阳不和证。方中重用甘温之饴糖，一者温中补虚，一者缓急止痛，一药两用，故以为君。应注意C芍药虽是倍用于桂枝汤，然其并非君药；D选项干姜为理中丸的君药，易混淆。

18. 【答案】D

【解析】当归建中汤为小建中汤中加补血活血养血的当归，使方除原本的温中补虚之外还偏于补血和血。黄芪建中汤加入黄芪偏于益气，大建中汤温散之力更峻且可降逆止呕。

19. 【答案】A

【解析】山茱萸性微温，味酸、涩，归肝、肾经；功效补益肝肾，收敛固涩；属收涩药下属分类的固精缩尿止带药。应用于腰膝酸软，头晕耳鸣，阳痿；遗精滑精，遗尿尿频；崩漏，月经过多；大汗不止，体虚欲脱；本品亦治消渴症。煎服，5～10g，急救固脱20～30g，故选A。

20. 【答案】B

【解析】干姜性辛、热，归脾、胃、肾、心、肺经，功效温中散寒、回阳通脉、温肺化饮，属温里药。应用于腹痛，呕吐，泄泻；亡阳证；寒饮喘咳。煎服，3～10g，故选B。

21. 【答案】B

【解析】患者口鼻、皮肤干燥，唇舌干燥，舌紫绛边有瘀斑、瘀点，可知其病机为津亏血瘀。

22. 【答案】A

【解析】免疫系统紊乱贯穿系统性红斑狼疮（SLE）的整个发病过程，自身抗体可以与循环中的自身抗原形成免疫复合物而致病。免疫复合物的形成和沉积是SLE发病的主要机制。

23. 【答案】B

【解析】类风湿关节炎的基本病理变化为滑膜炎。

24. 【答案】D

【解析】原发性巨球蛋白血症时可见IgM单独增高，多发性骨髓瘤可见多种Ig增高。

25. 【答案】E

【解析】重型再障（SAA）骨髓象显示多部位骨髓增生重度减低，粒、红系及巨核细胞明显减少且形态大致正常。非重型再障（NSAA）多部位骨髓增生减低，可见较多脂肪滴，粒、红系及巨核细胞减少。其他选项均无明显巨核细胞异常。故选E。

26. 【答案】B

【解析】巨幼细胞贫血的口腔黏膜、舌乳头萎缩，舌面呈“牛肉样舌”，可伴舌痛。

27. 【答案】E

【解析】一侧额叶底部的肿瘤造成同侧视神经萎缩及对侧视乳头水肿。

28. 【答案】C

【解析】嗜睡表现是唤醒后定向力基本完整，能配合检查，昏睡处于较深睡眠，较重的疼痛或语言刺激方可唤醒，模糊作答，旋即熟睡。

29. 【答案】E

【解析】内囊受损的表现为对侧面部、肢体感觉障碍。

30. 【答案】A

【解析】IgA肾病是目前世界范围内最常见的原发性肾小球疾病。

31. 【答案】C

【解析】IgA肾病起病隐匿，常表现为无症状性血尿，伴或不伴蛋白尿，往往体检时发现。

32. 【答案】A

【解析】非 IgA 系膜增生性肾炎与 IgA 肾病极为相似，确诊有赖于肾活检。

33. 【答案】B

【解析】急性糜烂出血性胃炎可在短短几天内愈合而不留痕迹，因此多主张在出血后 24～48 小时内进行内镜检查以确诊。

34. 【答案】D

【解析】胃癌的好发部位依次为胃窦、贲门、胃体。其中胃窦小弯处最多发。

35. 【答案】B

二、多选题（每题 2 个得分点）

1. 【答案】ACE

【解析】加巴喷丁起始 300mg/d，维持 1200～3600mg/d；氨己烯酸起始 250mg/d，维持 500～3000mg/d。

2. 【答案】ACDE

【解析】B 选项应当是癫痫灶不在脑的主要功能区，且手术易于到达。

3. 【答案】ABCDE

【解析】原发性肾病综合征以微小病变型肾病、系膜增生性肾炎、膜性肾病、系膜毛细血管性肾炎、肾小球局灶节段性硬化五种临床病理类型最为常见。

4. 【答案】BD

【解析】陈皮、黄芪为补中益气汤中的药物，E 选项厚朴为黄龙汤中的药物。

5. 【答案】ABCE

【解析】D 吐酸苦水为蒿芩清胆汤的主治症状。

6. 【答案】BDE

【解析】系统性红斑狼疮约 35% 的患者有胸腔积液，多为中小量、双侧性。患者可发生狼疮肺炎、肺间质性病变。

7. 【答案】BCD

【解析】SLE 合并关节病变的关节疼痛、肿胀、晨僵等均较风湿类关节炎轻且持续时间短，少有骨质侵蚀，不遗留关节畸形，且多伴有特征性皮疹以及肾脏、血液、中枢神经等多系统的损害，脏器受累多且一般无类风湿结节。

8. 【答案】DE

【解析】积证瘀血内结代表方是膈下逐瘀汤合六君子汤，前方重在活血行气、消积止痛，后方旨在调补脾胃，两方合用达到攻补兼施的目的。

9. 【答案】ACD

【解析】门脉高压症可引起侧支循环开放、脾肿大和脾功能亢进以及腹水等三大临床表现，其他尚有蜘蛛痣、肝掌和肝功能减退的表现。

10. 【答案】BE

【解析】呕吐痰饮内阻可选用小半夏汤合苓桂术甘汤加减，前方祛痰化痰适用于呕吐严重者，后方健脾化湿、温化痰饮，适用于呕吐清水者。

11. 【答案】ABCDE

【解析】溃疡性结肠炎的主要症状有腹泻和黏液脓血便，其腹痛多为轻至中度腹痛，常伴有里急后重，便后痛减的特点，另可伴有腹胀、食欲不振、恶心呕吐等，全身症状可见发热或营养不良（衰弱、消瘦、贫血、低蛋白血症等）。

12. 【答案】AB

【解析】患者诊断为内伤发热，辨证为痰湿郁热。治法：燥湿化痰，清热和中。方药：黄连温胆汤合中和汤加减。

13. 【答案】ABC

【解析】腹痛的基本病机为脏腑气机阻滞，气血运行不畅，不通则痛，或气血不足，经脉失养，不荣则痛；而情志不畅，脾胃失和是病因。

14. 【答案】ABCDE

【解析】食管癌是原发于食管黏膜上皮的恶性肿瘤，主要为鳞癌和腺癌。早期食管癌胃镜下呈充血、斑块、糜烂和乳头状。充血型多为原位癌，是食管癌的早期表现。早期食管癌的症状多不典型，症状时轻时重，持续时间长短不一，甚至可无症状。早期食管癌及时根治预后良好，内镜或手术切除 5

年生存率 >90%。

15.【答案】DE

【解析】贲门失弛缓症的治疗方法主要有以下几种。①药物治疗：许多药物可减少食管下括约肌压力，但效果欠佳；②肉毒毒素注射治疗：抑制乙酰胆碱释放，导致肌肉松弛和麻痹；③扩张治疗：可采用常规探条扩张器和球囊扩张器；④手术治疗：食管下段及贲门肌层切开术。

三、共用题干题（每个提问有 1 个得分点）

1.【答案】A

【解析】四逆散以升发阳气之柴胡为君，臣佐以枳实、甘草、芍药，共同疏肝解郁透邪，可治气机郁滞，阳气不达之四肢逆冷。

2.【答案】B

【解析】四逆汤证之逆冷较四逆散更重，冷过肘膝，伴有神衰欲寐，腹痛下利，脉微欲绝。

3.【答案】C

【解析】当归四逆汤在桂枝汤的基础上加以变动，可温通血脉，主治血虚受寒，血行不畅之逆冷，症见四肢疼痛，因血脉不通所致。

四逆汤、四逆散、当归四逆汤三方综合比较，如周扬俊所言："四逆汤全在回阳，四逆散全在和解表里，当归四逆汤全在养血通脉。"

4.【答案】A

【解析】若利下四逆证仍在，乃气血大伤之故，加大补元气之人参组成四逆加人参汤以益气固脱，使阳气回复，阴血自生。临床凡是四逆汤证而见气短、气促者，均可用此方急救。

5.【答案】E

【解析】偏瘫，偏身感觉障碍和偏盲，伴有同向凝视障碍，考虑内囊出血。

6.【答案】D

【解析】脑出血急性期的治疗原则：保持安静，防止继续出血；积极抗脑水肿，降低颅压；调整血压，改善循环；加强护理，防治并发症。

7.【答案】A

【解析】对已出现双侧瞳孔散大、去大脑强直或有明显生命体征改变者或脑桥出血者不宜手术。

8.【答案】A

【解析】患者有脾大，伴有白细胞数增高，根据典型的血象、骨髓象改变，脾肿大，Ph 染色体阳性，BCR－ABL 融合基因阳性即可做出慢性粒细胞性白血病诊断。中医证型以气虚血虚证候为主，可以确定为气血两虚证。

9.【答案】D

【解析】慢性粒细胞性白血病气血两虚证治当补益气血，方用八珍汤加减。

10.【答案】B

【解析】西医治疗中羟基脲为细胞周期特异性抑制 DNA 合成的药物，起效快，为当前首选化疗药物；中医辨证论治中气血两虚证方用八珍汤加减，故选 B。

11.【答案】E

【解析】患者主证为腹大胀满，绷急如鼓，皮色发黄，可见脉络，符合中医学"鼓胀"的定义。

12.【答案】B

【解析】该患者纳食减少，食后作胀，嗳气不爽，小便短少，双下肢轻微浮肿，苔白腻，脉弦，可辨证为气滞湿阻证，方选柴胡疏肝散合胃苓汤治疗。

13.【答案】C

14.【答案】D

【解析】主动脉瓣关闭不全一般以心悸、心前区不适等为首发症状，视诊可见颈动脉搏动明显，心尖搏动向左下移位，可见点头运动及毛细血管搏动，触诊可见心尖搏动呈抬举性，伴有水冲脉，叩诊可见心音界呈靴形，听诊可闻及心尖部第一心音减弱，主动脉瓣区第二心音减弱或消失，主动脉瓣第二听诊区可闻及叹气样递减型舒张期杂音，心尖部可有柔和的吹风样收缩期杂音，若重度关闭不全，则可在心尖部闻及舒张中期柔和低调隆隆样杂音。

15.【答案】A

【解析】该患者心悸气短，倦怠乏力，头晕目眩，面色无华，动则汗出，属气虚证候，盗汗，夜寐不宁，口干，舌红苔白，脉细数等符合阴虚证候，总体符合气阴两虚证的辨证要点，治当益气养阴，宁心复脉，方用炙甘草汤加味。

16.【答案】B

17.【答案】D

【解析】该患者以咳嗽、痰中带血为主证，X线可见S形下缘，考虑是肺癌。发生于右上叶的肺癌，肺门肿块及右肺上叶不张连在一起可形成横行S状下缘。若需进一步明确，应结合痰脱落细胞、纤维支气管镜及病理等检查。患者神疲乏力，汗出气短，手足心热等主要表现提示为气阴两虚证。

18.【答案】C

【解析】原发性支气管肺癌气阴两虚证治当益气养阴，化痰散结。方用沙参麦冬汤加减，亦可选用大补元煎、生脉散、麦味地黄丸等。

19.【答案】E

四、案例分析题

1.【答案】AE

【解析】该患者患病时间10年，上腹痛反复发作，有进餐相关的节律性，进食缓解，多见于十二指肠溃疡，考虑诊断为消化性溃疡。该患者突然腹痛加重伴有呕血，考虑并发消化道出血。胆囊炎疼痛多位于右上腹，且多在进食后加重，暂不予考虑；胰腺炎多发生在暴饮暴食后，且一般伴有黄疸，故也可排除；幽门梗阻则会伴有明显腹胀、呕吐，而无呕血；胃癌一般为持续疼痛，无明显节律性，与饮食无关。

2.【答案】BCDGH

【解析】治疗方面，药物治疗可选H_2受体拮抗剂和PPI抑制胃酸分泌，保护胃黏膜，同时适当休息，减轻精神压力，给胃肠减压。该患者暂无明显输血指征，无需进行输血；目前尚无感染征象，无需糖皮质激素及抗生素抗炎。应注意尽快止血，可考虑使用三腔二囊管止血，同时禁食是消化道出血时的必要举措，待止血后也要持续一段时间的流质饮食。

3.【答案】ABDEF

【解析】该患者考虑诊断为消化性溃疡。消化溃疡患者在下列情况时，要考虑手术治疗：①并发消化道大出血经药物、胃镜及血管介入治疗无效时；②急性穿孔、慢性穿透溃疡；③瘢痕性幽门梗阻，内镜治疗无效；④GU疑有癌变；⑤经严格内科治疗而不愈的顽固性溃疡。

4.【答案】ABCF

【解析】消化性溃疡的治疗中，质子泵抑制剂及枸橼酸铋钾等铋剂不仅可以单用抗酸及保护胃黏膜，还可以和抗生素组成四联疗法。该患者病情稳定后则暂不需要糖皮质激素进行治疗，而NSAIDs作为消化道溃疡的常见诱发药物，尽量不要使用，如若必须要用，则需选择对肠胃道刺激较小的药物。根据患者的中医证型，可见以阳虚为主，辨证为脾胃虚寒证，方用黄芪建中汤加减。

中西医结合内科副主任/主任医师职称考试冲刺押题试卷

模拟试卷一

辽宁科学技术出版社
LIAONING SCIENCE AND TECHNOLOGY PUBLISHING HOUSE
拂石医典
FU SHI MEDBOOK

一、单选题（每题1个得分点）

以下每道考题有5个备选答案，请选择1个最佳答案。共30～35道题（30～35分）。

1.《神农本草经》谓“安五脏，和心志，令人欢乐无忧”的药物是
A. 郁金
B. 香附
C. 合欢皮
D. 玫瑰花
E. 绿萼梅

2.“吐下之余，定无完气”的依据是
A. 气随血脱
B. 气随津脱
C. 血和津液
D. 气和脏腑
E. 气能生血

3.《素问·上古天真论》将人的生长发育分为几个阶段，其中四八
A. 肾气平均，故真牙生而长极
B. 筋骨坚，发长极，身体盛壮
C. 肾气平均，筋骨劲强，故真牙生而长极
D. 筋骨隆盛，肌肉满壮
E. 肾气衰，发堕齿槁

4. 下列哪项不是NSAA的常见感染
A. 牙龈炎
B. 呼吸道感染
C. 扁桃体炎
D. 支气管
E. 败血症

5. 下列不是痛风的X线检查可见的是
A. 软组织肿胀
B. 骨有边缘清晰的圆形损害
C. 穿凿样、虫蚀样骨质缺损
D. 关节面不规则
E. 软骨缘破坏

6. 慢性阻塞性肺疾病的发病机制是
A. 持续存在的气流受限
B. 肺动脉高压
C. 家族遗传
D. 缺氧
E. 二氧化碳潴留

7. 慢性阻塞性肺疾病稳定期最主要的治疗药物是
A. 支气管扩张药
B. 心律失常药
C. 镇咳药
D. 祛痰药
E. 抗菌药

8. 患者，20岁，一年来反复踝部水肿，血压120/80mmHg，尿蛋白定量为3.0g/24h，RBC 10～15个/HP，诊断最可能为
A. 急性肾小球肾炎
B. 隐匿性肾小球肾炎
C. 慢性肾小球肾炎
D. 肾病综合征
E. 慢性肾衰竭

9.“夺血者无汗”的生理基础是
A. 气为血帅
B. 血为气母
C. 汗为心液
D. 津血同源
E. 气能行津

10. 下列由桂枝汤倍芍药，重加饴糖组成的方剂是

A. 大建中汤
B. 当归四逆汤
C. 桂枝加芍药汤
D. 理中汤
E. 小建中汤

11. 下列方中，组方体现“分经论治”基本结构的是
A. 九味羌活汤
B. 葛根芩连汤
C. 败毒散
D. 麻黄汤
E. 桂枝汤

12. 肾水寒，则脾土必湿，脾土湿则肝木郁，郁则阳气陷，陷而不已，而致腰痛发作。这句话出自
A.《黄帝内经》
B.《四圣心源》
C.《医宗金鉴》
D.《证治汇补》
E.《金匮要略》

13. 慢性肾小球肾炎患者在低蛋白饮食时，为防止负氮平衡，还应适当补充
A. 维生素 C
B. 无机盐
C. 纤维素
D. 碳水化合物
E. 维生素 B 族

14. 下列哪项不是手骨关节炎的分类标准
A. 指定关节中硬性组织肥大≥2 个
B. 掌指关节肿胀 <3 个
C. 指定关节中关节畸形≥1 个
D. 晨僵 <30 分钟
E. 远端指间关节硬性组织肥大≥2 个

15. 参芪地黄汤可用于治疗慢性肾小球肾炎哪个证型
A. 气阴两虚证
B. 阴虚证
C. 肺脾阴虚证
D. 肺脾气虚证
E. 气虚证

16. 抢救糖尿病酮症酸中毒时，关于胰岛素的使用下列说法正确的是
A. 当血糖下降至正常时，改输 5% 葡萄糖液并加入普通胰岛素（按每 3 ~ 4g 葡萄糖加 1U 胰岛素计算）
B. 应使血糖迅速下降至正常
C. 将普通胰岛素加入生理盐水中按每分钟 0.1U/kg 持续静脉滴注
D. 酮体消失后，可停止输液，恢复平时治疗
E. 可给予静脉注射普通胰岛素 10 ~ 20U 作为首次负荷剂量

17. 消化道出血后可行紧急内镜检查的时间为
A. 6 ~ 12 小时
B. 12 ~ 24 小时
C. 24 ~ 48 小时
D. 48 ~ 72 小时
E. 72 ~ 96 小时

18. 治疗慢性肺心病导致的心力衰竭的首要急救措施是
A. 使用小剂量强心剂
B. 使用小剂量作用缓和的利尿剂
C. 积极控制感染和改善呼吸功能
D. 使用血管扩张剂减轻心脏负荷
E. 其他

19. 支气管哮喘的典型表现为
A. 阵发性咳嗽
B. 胸痛
C. 反复发作性的呼气性呼吸困难
D. 下肢水肿

E. 喉头水肿

20. 传染病中，人群易感性增高的因素是
A. 免疫人口的死亡
B. 新生儿加入
C. 易感人群迁入
D. 免疫人口免疫力消退
E. 以上均是

21. 女，33岁，慢性腹泻2年，大便每天5~7次，常带少量脓血，大便细菌培养阴性。纤维结肠镜检见乙状结肠、直肠黏膜充血，少数散在浅溃疡。首选的药物是
A. 柳氮磺吡啶
B. 氟哌酸
C. 泼尼松
D. 氢化可的松保留灌肠
E. 甲硝唑保留灌肠

22. 女性，36岁，新诊断糖尿病，空腹血糖19.8mmol/L，用胰岛素治疗1个月后，血糖降至正常，空腹血糖6mmol/L，餐后2小时血糖7mmol/L，但逐渐出现视物模糊，最可能的原因是
A. 白内障
B. 糖尿病视网膜病变
C. 玻璃体出血
D. 合并青光眼
E. 晶状体屈光度的急剧变化

23. 因脾失升清而导致湿注于下，与下焦相火蕴结所致病症者治宜升清化湿，选用方剂
A. 平胃散
B. 六和汤
C. 补中益气汤
D. 猪肚丸
E. 封髓丹

24. 脑出血的主要原因有
A. 先天性脑血管畸形
B. 高血压和动脉硬化并存
C. 继发于脑梗死的疾病
D. 脑动脉炎
E. 以上都是

25. 心脏前负荷过重可由下列哪个疾病引起
A. 肺栓塞
B. 主动脉瓣关闭不全
C. 主动脉瓣狭窄
D. 动脉粥样硬化性冠心病
E. 肺动脉狭窄

26. 下列哪项是引起抗利尿激素分泌的最敏感的因素
A. 血浆胶体渗透压增高
B. 高温刺激
C. 血压升高
D. 疼痛刺激
E. 血浆晶体渗透压增高

27. 引起肝性脑病最多见的原因是
A. 病毒性肝炎
B. 肝脓肿
C. 严重胆道感染
D. 肝硬化
E. 原发性肝癌

28. 引起急性肾小球肾炎水肿的主要原因是
A. 肾小球滤过率下降
B. 原发性醛固酮增多
C. 心功能不全
D. 低蛋白血症
E. 抗利尿激素分泌增多

29. 下列疾病最容易导致脾大的是
A. 过敏性紫癜
B. 急性白血病
C. 慢性粒细胞白血病

D. 再生障碍性贫血
E. 巨幼细胞贫血

30. 实证常出现在外感疾病的哪一阶段
A. 发病初期
B. 发病初期或中期
C. 病症末期
D. 发病中期
E. 各个阶段

31. 隐匿性肾炎多数尿蛋白定量在
A. 0.5～1.0g/24h
B. 1.0～1.5g/24h
C. 1.5～2.0g/24h
D. 2.0～2.5g/24h
E. 2.5～3.0g/24h

32. 与肺癌的病因有明确关系的是
A. 肺气肿
B. 病毒
C. 细菌
D. 遗传
E. 吸烟

33. 患者女性，70 岁。多年素食，半年来感明显乏力，就诊后查血常规示 WBC 6.54 $\times 10^9$/L，Hb 32g/L，MCV 68fl，MCH 19pg，MCHC 29%，Plt 84 $\times 10^9$/L，该患者的首要治疗措施为
A. 静脉应用铁剂
B. 输注红细胞
C. 口服铁剂
D. 糖皮质激素
E. 输注血小板

34. 与急性肾小球肾炎最密切相关的病原菌是
A. β 溶血性链球菌
B. 大肠埃希菌
C. 结核杆菌
D. 肺炎球菌
E. 葡萄球菌

35. 导致尿毒症贫血的主要原因是
A. 低蛋白血症导致血红蛋白结合减少
B. 铁的摄入量减少
C. 频繁的抽血化验
D. 铁的消耗增多
E. 肾产生的红细胞生成素减少

二、多选题（每题 2 个得分点）

以下每道考题有 5 个备选答案，每题至少有 2 个正确答案，多选、少选、漏选均不得分。共 15 道题（30 分）。

1. 木瓜治吐泻转筋与其何种作用有关
A. 和胃化湿
B. 舒筋活络
C. 祛湿除痹
D. 活血通络
E. 消肿止痛

2. 防己与防风共有的功效是
A. 祛风湿
B. 止痹痛
C. 补肝肾，强筋骨
D. 利水消肿
E. 清热

3. 与精神情志活动关系最密切的脏是
A. 心
B. 肝
C. 脾
D. 肺
E. 肾

4. 淋证小便不畅，少腹胀满疼痛，小便灼热刺痛，烦躁易怒，口苦咽干，可伴有胸胁胀满，脉弦，方用
A. 丹栀逍遥散
B. 柴胡疏肝散
C. 八正散

D. 石苇汤
E. 知柏地黄丸

5. 下列属于自主神经功能检查的是
A. 眼心反射
B. 竖毛反射
C. 轮替动作
D. 指鼻试验
E. 组胺试验

6. 手足徐动见于
A. 肝豆状核变性
B. 脑风湿性病变
C. 脊柱受损
D. 脑基底节变性
E. 脑水肿

7. 可与B型标准血清发生凝集反应的有
A. O型血
B. A型血
C. AB型血
D. Rh阴性血
E. B型血

8. 下列哪些疾病可发生巨脾
A. 慢性粒细胞性白血病
B. 骨髓纤维化
C. 重型海洋性贫血
D. 慢性淋巴细胞性白血病
E. 黑热病

9. 患者，女，30岁，面部有蝶形红斑伴低热2个月，诊为系统性红斑狼疮。现证见手足心热，面色潮红，口干咽痛，渴喜冷饮，目赤齿衄，关节肿痛，烦躁不寐，舌红少苔。下列选方用
A. 葶苈大枣泻肺汤
B. 八珍汤
C. 玉女煎
D. 柴胡疏肝散
E. 增液汤

10.《素问》提出水肿的基本治疗原则是
A. 去菀陈莝
B. 开鬼门
C. 洁净府
D. 健脾
E. 益肾

11. 白细胞减少症病因是
A. 电离辐射，如放疗
B. 二甲苯中毒
C. 抗肿瘤药
D. 解热镇痛药
E. 感染

12. 肾小球疾病高血压的发生机制有
A. 水钠潴留
B. 醛固酮分泌减少
C. 肾素－血管紧张素分泌增多
D. 前列腺素生成减少
E. 激肽释放酶生成减少

13. 关格患者应选用优质低蛋白饮食，宜食用的食物有
A. 牛奶
B. 蛋清
C. 豆腐
D. 蛋黄
E. 鸡肉

14. 下列关于汗的说法正确的是
A. 睡中汗出，醒来即止者为盗汗
B. 时时汗出，动则益甚者为自汗
C. 汗色黄而染衣者为黄汗
D. 大汗淋漓或汗出如油者为脱汗
E. 黄汗属自汗

15. 患者，男性，72岁。近1年来自觉劳累后心慌、心悸，时有胸闷不适。两天来

病情加重，夜间发作性胸膺部刺痛，伴汗出，乏力，劳则短气。舌淡黯有瘀斑，苔薄白，脉细涩。中医治法是

A. 活血化瘀
B. 益气养血
C. 交通心肾
D. 温阳益气
E. 安神定志

三、共用题干题（每个提问有1个得分点）

以下每道考题有2～6个提问，每个提问有5个备选答案，请选择一个最佳答案。共15～20问，注意总计有多少个提问，就得多少分(15～20分)。

(1～4题共用题干)

患者男性，66岁。3个月前出现眼睑水肿，未予以重视，后进行性加重，1周前出现四肢水肿，遂就诊。血红蛋白144g/L，尿蛋白(+++)，尿蛋白定量5.1g/24h，血浆白蛋白21.3g/L，血肌酐109μmol/L。现患者出现咽喉肿痛，扁桃体Ⅱ度肿大，并伴发热、咳嗽，血肌酐升至237μmol/L。

1. 该患者首先考虑的并发症是
A. 肝硬化
B. 颅内高压
C. 腹膜炎
D. 上呼吸道感染
E. 尿路感染

2. 为明确病因，检查首选
A. 胸部CT
B. 尿液检查
C. 腹部B超
D. 颅脑CT
E. 以上均不是

3. 该患者的中医辨证证型是
A. 湿毒浸淫证
B. 水湿浸渍证
C. 湿热内蕴证
D. 脾虚湿困证
E. 风水相搏证

4. 该患者的首选治疗方剂为
A. 五皮饮
B. 越婢加术汤
C. 疏凿饮子
D. 实脾饮
E. 麻黄连翘赤小豆汤合五味消毒饮

(5～8题共用题干)

患者，老年女性，69岁。反复咳嗽咳痰伴喘息15年，近3年来活动后气短，并间断有少尿、双下肢水肿。1周前“感冒”后出现气短、咳嗽不愈，痰多难咳，伴发热，体温达38.9℃。2天来家人发现其意识障碍，难以唤醒，遂送急诊。查体：嗜睡，唤之可睁眼，并能作简单回答，呼吸频率23次/分，血压149/93mmHg，心率109次/分，口唇发绀，颈静脉怒张，双肺可闻及散在干湿啰音。吸氧前采动脉血气分析示pH 7.30，$PaCO_2$ 87mmHg，PaO_2 60mmHg。

5. 该患者应首选以下哪种抗生素
A. 头孢硫脒
B. 美洛西林
C. 头孢呋辛
D. 环丙沙星
E. 头孢哌酮

6. 对患者最主要的治疗措施为
A. 降血压，营养脑细胞
B. 止咳化痰
C. 强心利尿
D. 控制感染，改善通气
E. 控制心率，防治心律失常

7. 若经过上述治疗，患者病情继续加重，甚至昏迷，PaO_2降至48mmHg，$PaCO_2$升至94mmHg，下一步的处理应为
A. 大量激素冲击
B. 应用呼吸兴奋剂
C. 应用脱水剂，减轻脑水肿
D. 无创呼吸机辅助通气
E. 气管插管机械通气

8. 若患者症状缓解后寻求中医治疗，证见咳

喘不得卧，气短气急，咳痰稀白量多，呈泡沫状，胸部膨满，口干不欲饮，恶寒，无汗，舌胖，苔白滑，脉浮紧。方选

A. 大青龙汤
B. 小青龙汤
C. 二陈汤
D. 桑白皮汤
E. 涤痰汤

（9～13 题共用题干）

中年女性，两侧颧部可见对称性红斑，反复发热伴关节痛 2 个月，伴有泡沫尿，纳差，四肢无力，消瘦 5kg，四肢近端肌力 4 级，血红蛋白 77g/L。

9. 患者入院前 1 天突然出现全身抽搐 1 次，时间约 2 分钟，继之出现昏迷，血压 180/108mmHg，心率 62 次/分，心前区可闻及心包摩擦音，Babinski 征阴性；尿蛋白（＋＋），血钾 6.5mmol/L，血钠 132mmol/L，血钙 1.4mmol/L，血磷 3.4mmol/L，二氧化碳结合力 9mmol/L；心电图：二度Ⅰ型房室传导阻滞。根据上述临床表现，最可能的诊断是

A. 高血压脑病
B. 低钙血症抽搐
C. 尿毒症脑病
D. 脑缺血
E. 癫痫

10. 应立即采取的治疗措施是

A. 静脉滴注硝普钠
B. 静脉推注 5% 葡萄糖酸钙
C. 静脉推注 25% 甘露醇
D. 静脉推注地西泮
E. 静脉推注肾上腺素

11. 患者近 1 周来出现高度浮肿，尿少，多次查血肌酐示快速上升至 422μmol/L。现症见：面色无华，神疲乏力，畏寒肢冷，舌胖、色偏红，苔薄白，脉细弱。其中医证型是

A. 气营热盛
B. 阴虚内热
C. 热郁积饮
D. 脾肾两虚
E. 瘀热痹阻

12. 治疗应选的方剂是

A. 独活寄生汤加减
B. 蠲痹汤
C. 羌活胜湿汤
D. 济生肾气丸
E. 半夏白术天麻汤

13. 其中医诊断是

A. 蝶疮流注
B. 痹证
C. 虚劳
D. 痿证
E. 内伤发热

（14～18 题共用题干）

患者女性，48 岁，双手腕关节疼痛 1 年，逐渐加重，半年前出现两肘膝关节疼痛，伴轻微肿胀，2 个月前出现早起关节僵硬，活动不便，1～2 小时后缓解。检查：双手腕关节、两膝关节肿大，肌力正常，C 反应蛋白升高，类风湿因子（RF）阳性。

14. 该患者最可能的诊断是

A. 系统性红斑狼疮
B. 风湿性关节炎
C. 类风湿关节炎
D. 骨关节炎
E. 反应性关节炎

15. 临床最常用来治疗该病的药物是

A. DMARDs
B. NSAIDs
C. 免疫抑制剂
D. 糖皮质激素
E. 植物药

16. 治疗该病的首选药物是

A. 塞来昔布
B. 柳氮磺吡啶
C. 环孢素

D. 甲氨蝶呤
E. 泼尼松

17. 若该患者中医证见关节灼热疼痛、伴有红肿，形寒肢凉，阴天下雨天时加重，得温则舒，舌红苔白，脉数。辨证为
A. 湿热痹阻证
B. 阴虚内热证
C. 热毒炽盛证
D. 寒凝经脉证
E. 寒热错杂证

18. 该患者首选方剂为
A. 丁式清洛饮
B. 四妙丸
C. 独活寄生汤
D. 桂枝芍药知母汤
E. 白虎加人参汤

四、案例分析题

每个案例至少有 3 个提问，每个提问多个备选答案，其中正确答案有 1 个或几个，每选择一个正确答案得 1 个得分点，每选择一个错误答案扣 1 个得分点，直至扣至本提问得分点为 0。注意：总计有多少个正确答案，就得多少分（15 ~20 分）。

（1 ~5 题共用题干）

患儿，男性，5 岁。3 岁时开始出现发作性的突然、短暂的肌肉快速抽动，有时表现为突然跌倒，或发呆、两目直视、停止正在进行的活动约 20 秒后缓慢恢复，有时又表现为发作性前臂上抬、头部转动固定伴意识丧失，日发数次，智力发育较差。

1. 该患儿都有哪几种发作
A. 失张力发作
B. 肌阵挛发作
C. 非典型失神发作
D. 阵挛性发作
E. 旋转性发作
F. 强直性发作
G. 全面性强直 - 阵挛发作

2. 该患儿的表现符合下列哪项综合征的表现
A. West 综合征
B. Kohlmeier - Degos 综合征
C. 雷特综合征
E. Achard - Thiers 综合征
F. Lennox - Gastaut 综合征
G. Gilbert 综合征

3. 该综合征的脑电图改变是
A. 10Hz 以上的较慢、较高的尖波
B. 弥漫性 1.5 ~2.5Hz 棘 - 慢波
C. 弥漫性 5 ~10Hz 棘 - 慢波
D. 3 ~5Hz 节律波
E. 双侧对称 3Hz 棘 - 慢综合波
F. 6Hz 正相爆发性棘波

4. 治疗该综合征的首选药物有
A. 丙戊酸钠
B. 卡马西平
C. 加巴喷丁
D. 氨己烯酸
E. 苯妥英钠
F. 拉莫三嗪

5. 若该患者的中医证见痫病频发，平素神思恍惚，心悸，健忘，两目干涩，面色晦暗，耳轮焦枯，大便干燥，舌淡红，脉沉细而数。其首选方剂是
A. 左归丸
B. 六君子汤
C. 归脾汤
D. 通窍活血汤
E. 定痫丸
F. 龙胆泻肝汤
G. 天王补心丹

（6 ~9 题共用题干）

李某，女，54 岁。突发寒战高热，咳嗽咳痰，右胸痛 2 天，予退热剂后出现大汗淋漓，头晕，眼花，心悸，遂就诊。现症见：干咳，痰少难咳，咳嗽声低，气短神疲，手足心热，自汗，心胸烦闷，口渴欲饮，舌红，苔薄黄，脉细数。查体：血压 66/48mmHg，心率 120 次/分，气促，口唇发绀，右下肺叩浊音，可

闻及管状呼吸音。血常规：白细胞 11.9 × 10^9/L，中性粒细胞百分比 0.73。X 线示：右下肺大片炎症浸润阴影。

6. 其病证结合诊断最可能的是
   A. 肺炎球菌肺炎气阴两虚证
   B. 肺脓肿气阴两虚证
   C. 支原体肺炎肺阴亏虚证
   D. 休克型肺炎正虚邪恋证
   E. 葡萄球菌肺炎肺阴亏虚证
   F. 肺结核 + 肺阴亏虚证
7. 其中医治法是
   A. 益气养阴
   B. 养阴润肺
   C. 宽胸止咳
   D. 润肺化痰
   E. 清热化痰
   F. 活血化瘀
8. 治疗应首选的方剂是
   A. 桑菊饮
   B. 苇茎汤
   C. 清营汤
   D. 生脉散
   E. 竹叶石膏汤
   F. 沙参清肺汤
9. 若患者出现脾虚食少便溏，可加
   A. 功劳叶、地骨皮、白薇
   B. 加白术、茯苓、山药
   C. 鱼腥草、败酱草、野荞麦根
   D. 山甲片、皂角刺
   E. 丹皮、山栀、蒲黄、藕节、三七
   F. 鱼腥草、皂角刺

中西医结合内科副主任/主任医师职称考试冲刺押题试卷

模拟试卷二

辽宁科学技术出版社
LIAONING SCIENCE AND TECHNOLOGY PUBLISHING HOUSE
拂石医典
FU SHI MEDBOOK

一、单选题（每题1个得分点）

以下每道考题有5个备选答案，请选择1个最佳答案。共30～35道题（30～35分）。

1. 行气止痛之力更强的是
   A. 血府逐瘀汤
   B. 通窍活血汤
   C. 膈下逐瘀汤
   D. 少腹逐瘀汤
   E. 身痛逐瘀汤

2. 善于宣痹止痛，可治瘀血阻络之关节疼痛的是
   A. 血府逐瘀汤
   B. 通窍活血汤
   C. 膈下逐淤汤
   D. 少腹逐瘀汤
   E. 身痛逐瘀汤

3. “益火之源，以消阴翳”是针对肾何种证型的概括
   A. 肾阴虚
   B. 肾阳虚
   C. 肾气不足
   D. 肾精不足
   E. 膀胱湿热

4. “实则闭癃，虚则为遗溺”，这句话出自
   A.《素问》
   B.《金匮要略》
   C.《灵枢》
   D.《千金方》
   E.《类经》

5. 肌阵挛癫痫多在哪个年龄段起病
   A. 1岁内
   B. 6～7岁
   C. 8～10岁
   D. 青少年期
   E. 20岁

6. 中医理论中癫痫发作的最重要因素为
   A. 血瘀
   B. 肝风
   C. 毒邪
   D. 痰邪
   E. 湿邪

7. 血小板发挥止血和凝血作用的起始步骤是
   A. 聚集
   B. 黏附
   C. 吸附
   D. 释放
   E. 收缩

8. 发生在多能造血干细胞上的恶性骨髓增生性白血病是
   A. 急性早幼粒细胞性白血病
   B. 毛细胞白血病
   C. 慢性粒细胞性白血病
   D. 慢性淋巴细胞白血病
   E. 急性粒细胞性白血病

9. 以下属于胸腔积液的特点的是
   A. 以渗出性胸腔积液最常见
   B. 少量胸腔积液时，可无明显体征
   C. 中等量以上胸腔积液时，患侧叩诊为浊音
   D. 大量胸腔积液时，可伴有气管向健侧移位
   E. 以上均是

10. Horner综合征的具体表现是
    A. 同侧眼睑下垂
    B. 眼球内陷

C. 瞳孔缩小
D. 额部少汗
E. 以上均是

11. 除关节肿痛伴晨僵外，对类风湿关节炎诊断最有意义的表现是
A. 关节隆突部及受压部位有无压痛性皮下结节
B. 双侧胸腔积液
C. 腰椎脊髓受压导致双下肢感觉异常
D. 枕后痛性皮下结节
E. 足跟肌腱附着端及足跟痛

12. 某患者患类风湿关节炎半年，血常规、尿常规正常，肝肾功能正常，首选治疗方案是
A. 单用慢作用抗风湿药
B. 慢作用抗风湿药加 NSAIDs
C. 多种糖皮质激素联合用药
D. 单用甲泼尼龙
E. 单用一种 NSAIDs

13. 瘀血之外更可温经散寒的是
A. 血府逐瘀汤
B. 通窍活血汤
C. 膈下逐淤汤
D. 少腹逐瘀汤
E. 身痛逐瘀汤

14. 善治头窍瘀血疼痛的是
A. 血府逐瘀汤
B. 通窍活血汤
C. 膈下逐淤汤
D. 少腹逐瘀汤
E. 身痛逐瘀汤

15. 主治肝热生风证之实风的是
A. 镇肝熄风汤
B. 羚角钩藤汤
C. 大定风珠
D. 天麻钩藤饮
E. 阿胶鸡子黄汤

16. 主治肝阳偏亢，肝风上扰证的是
A. 镇肝熄风汤
B. 羚角钩藤汤
C. 大定风珠
D. 天麻钩藤饮
E. 阿胶鸡子黄汤

17. 下列关于缺铁性贫血描述正确的是
A. 血清铁降低，总铁结合力降低，运铁蛋白饱和度降低
B. 血清铁降低，总铁结合力增高，运铁蛋白饱和度正常
C. 血清铁降低，总铁结合力增高，运铁蛋白饱和度降低
D. 血清铁降低，总铁结合力降低，运铁蛋白饱和度增高
E. 血清铁降低，总铁结合力降低，运铁蛋白饱和度正常

18. 体内缺铁时最早出现的异常检查结果是
A. 贫血
B. 血清总铁结合力增高
C. 红细胞呈小细胞低色素形态
D. 贮存铁减少
E. 血清铁降低

19. 尿三杯试验时第一杯血尿，提示病变在
A. 后尿道
B. 输尿管
C. 肾脏
D. 前尿道
E. 膀胱三角

20. 慢性肾衰竭伴随的贫血被称为肾性贫血的原因是
A. 肾器官缺血最严重
B. 尿血导致血细胞浓度降低

C. 红细胞生成素缺乏
D. 代谢性酸中毒导致红细胞破坏过多
E. 以上都不对

21. 隐匿性肾炎尿沉渣可有
A. 颗粒管型
B. 脂肪管型
C. 上皮细胞管型
D. 蜡状管型
E. 红细胞管型

22. 饮食停滞胃痛的治法是
A. 肝和胃，理气导滞
B. 通腑泄热，行气导滞
C. 益气和胃健脾
D. 清热利湿导滞
E. 消食导滞

23. 与肝性脑病有关的假神经递质是
A. 酪胺
B. 苯乙胺
C. 苯乙醇胺和羟苯乙醇胺
D. 多巴胺
E. 肾上腺素

24. 阴虚型感冒可选
A. 加减葳蕤汤
B. 人参败毒散
C. 沙参麦冬汤
D. 六味地黄汤
E. 再造散

25. 阴寒极盛的心痛重症，可进一步使用
A. 失笑散
B. 乌头赤石脂丸
C. 瓜蒌薤白半夏汤
D. 通脉四逆汤
E. 瓜蒌薤白白酒汤

26. 下列禁水 - 加压素试验结果哪项符合完全性中枢性尿崩症（渗透压单位 mmol/L）
A. 禁水前尿渗透压 50；禁水后尿渗透压 290；注射 5U 加压素后尿渗透压 320
B. 禁水前尿渗透压 150；禁水后尿渗透压 300；注射 5U 加压素后尿渗透压 310
C. 禁水前尿渗透压 150；禁水后尿渗透压 200；注射 5U 加压素后尿渗透压 600
D. 禁水前尿渗透压 300；禁水后尿渗透压 600；注射 5U 加压素后尿渗透压 600
E. 禁水前尿渗透压 150；禁水后尿渗透压 200；注射 5U 加压素后尿渗透压 180

27. 女性，51 岁，5 天前曾划破右下肢皮肤；3 天来高热，伴皮肤瘀点。查体：血压 77/53mmHg，诊断为败血症伴感染中毒性休克，经积极治疗后仍高热不退，且出现气急，未吸氧时 PaO_2 46mmHg。X 线示肺纹理增多、模糊。为排除或确诊左心衰竭，最有意义的检测为
A. 钠尿肽
B. 心脏负荷试验
C. 右室舒张末期压
D. 胸部 CT
E. 肺动脉楔压

28. 下列除哪项外均是君相火动，心肾不交型遗精的临床表现
A. 少寐多梦，梦则遗精
B. 心中烦热，头晕目眩
C. 口苦胁痛，小便短赤
D. 大便溏臭，后重不爽
E. 舌红，脉弦数

29. 阴阳失衡所致内伤发热属

A. 实
B. 虚
C. 虚实夹杂
D. 里虚外实
E. 以实为主，虚为辅

30. 阴虚火旺型盗汗，治疗时宜
A. 滋阴养血
B. 滋阴降火
C. 清热养心
D. 滋阴固汗
E. 滋肾润肺

31. 阴虚火旺型齿衄的治法为
A. 滋阴降火，凉血止血
B. 滋阴降火，宁络止血
C. 清化湿热，凉血止血
D. 清热润肺，宁络止血
E. 清热解毒，凉血止血

32. 阴虚火旺型心悸宜选
A. 归脾汤
B. 天王补心丹
C. 天王补心丹合朱砂安神丸
D. 知柏地黄丸
E. 黄连阿胶汤

33. 阴阳两虚型早泄的主方是
A. 金匮肾气丸
B. 知柏地黄丸
C. 无比山药丸
D. 左归丸
E. 六味地黄丸

34. 患者男，62 岁，小便不通数月，伴面色苍白，畏寒肢冷，泄泻或大便稀溏，呕吐清水，苔白滑，脉沉细。本病选用方剂为
A. 温脾汤合吴茱萸汤
B. 无比山药丸合黄连温胆汤
C. 补中益气汤合春泽汤
D. 济生肾气丸
E. 六味地黄丸

35. 阴阳属性的相对性主要表现的是
A. 重阴必阳，重阳必阴
B. 阴中求阳，阳中求阴
C. 阴中有阳，阳中有阴
D. 阴阳相互转化和无限可分
E. 阴转化为阳，阳转化为阴

二、多选题（每题 2 个得分点）

以下每道考题有 5 个备选答案，每题至少有 2 个正确答案，多选、少选、漏选均不得分。共 15 道题（30 分）。

1. 痢疾的治疗法则有
A. 初痢宜通
B. 久痢宜涩
C. 热痢宜清
D. 寒痢宜温
E. 寒热虚实夹杂者宜通涩兼施、温清并用

2. 郁证病久实转虚，虚证可根据气血阴虚的不同情况，分别予以什么方法治之
A. 益气
B. 养血
C. 滋阴
D. 祛痰
E. 清热

3. 关于胃痛与胃痞，下列正确的说法是
A. 胀甚者属胃痛
B. 胃痞时有隐痛
C. 胃痞起病较急
D. 就症状言胃痛与痞满常同时出现
E. 胃痞者压之无痛

4. 腺垂体功能减退症患者宜进的膳食为
A. 低脂肪

B. 高热量
C. 低盐
D. 高蛋白
E. 高维生素

5. 眩晕发病的病机有
A. 风
B. 痰
C. 虚
D. 瘀
E. 火

6. 脾虚气弱型肌衄若久病及肾可用归脾汤加
A. 山茱萸
B. 菟丝子
C. 地榆
D. 续断
E. 鹿角胶

7.《外科正宗》指出瘿瘤主要病理是什么壅结而成
A. 气
B. 血
C. 痰
D. 湿
E. 瘀

8. 嘈杂之病因常有
A. 胃热
B. 胃虚
C. 血虚
D. 胃寒
E. 血瘀

9. 胃痛日久不愈，可发展为
A. 虚劳
B. 癥瘕
C. 噎膈
D. 血证
E. 胃癌

10. 慢性肾衰的肾功能损害程度分期分为
A. 肾贮备功能下降期
B. 氮质血症期
C. 肾衰竭期
D. 恢复期
E. 尿毒症期

11. 关于肾小管功能的检测，下列哪几项正确
A. 尿内出现大量蛋白是肾功能损害严重的标志
B. 肾葡萄糖最大吸收量测定，主要测定近曲小管的重吸收功能
C. 禁水 8 小时后，尿渗量 900mOsm/(kg · H_2O) 说明肾脏浓缩功能障碍
D. 酚红排泄试验主要反映肾小管的排泌功能
E. β_2 - MG 测定是诊断近曲小管受损的灵敏指标

12. 下列关于腔隙性梗死临床综合征的叙述正确的是
A. 脑干病变的 PMH 无眩晕、耳鸣、眼颤
B. 丘脑性感觉障碍的特点是严格按照人体中轴分离
C. 指鼻试验阳性仅见于共济失调性偏瘫
D. 感觉运动性卒中以轻偏瘫起病
E. 所有的多发性腔隙性梗死都是腔隙状态

13. 下列脑出血急性期的治疗方法，错误的是
A. 脱水降低颅内压
B. 使用大量扩血管药物
C. 立即高压氧治疗
D. 调整血压

E. 及时使用止血药物

14. 患者女，体检发现血红蛋白88g/L，就诊医院后体检在颈部及腋下触及肿大淋巴结，压痛不显，诉其近2个月来体重下降10kg。完善骨髓检查及淋巴结病理检查后诊断为霍奇金淋巴瘤，在发现的R－S细胞中免疫表型为CD30（+），CD15（+），CD20（-）。其最可能的类型是
A. 结节性淋巴细胞优势型
B. 结节硬化型
C. 混合细胞型
D. 富含淋巴细胞型
E. 淋巴细胞消减型

15. 牡丹皮活血散瘀之功，适用于
A. 麻疹透发不畅
B. 寒凝心绞痛
C. 血滞经闭
D. 跌打损伤
E. 斑疹

三、共用题干题（每个提问有1个得分点）

以下每道考题有2～6个提问，每个提问有5个备选答案，请选择一个最佳答案。共15～20问，注意总计有多少个提问，就得多少分（15～20分）。

（1～5题共用题干）

患者，男，65岁，下肢浮肿1年，尿色发红2个月就诊。血压160/90mmHg，尿常规显示尿蛋白定量为2.6g/24h，RBC 15～25个/HP，肾功能检查显示GFR 87ml/min，CCr 18ml/min。患者合并冠心病。此刻中医症见下肢浮肿，面色苍白，畏寒肢冷，腰脊冷痛，神疲、纳少，便溏，阳痿，舌质淡嫩，边有齿痕，脉沉迟无力。

1. 该患者的诊断是
A. 急性肾小球肾炎
B. 急性肾盂肾炎
C. 慢性肾小球性肾炎
D. 肾病综合征
E. 慢性肾衰竭

2. 为给患者控制血压，使用降压药物，除首选药物ACEI和ARB类药物外，该患者还应考虑使用
A. 硝苯地平
B. 氢氯噻嗪
C. 阿替洛尔
D. 美托洛尔
E. 氯沙坦

3. 患者除药物治疗外，也要限制蛋白摄入量，该患者的蛋白摄入量应限制在
A. 1g/（kg·d）
B. 0.5g/（kg·d）
C. 0.8g/（kg·d）
D. 0.5～0.8g/（kg·d）
E. 1.2g/（kg·d）

4. 该患者中医证属
A. 脾肾气虚证
B. 脾肾阳虚证
C. 肾阳虚证
D. 脾阳虚证
E. 水湿证

5. 该证用药可选择
A. 附子、人参、干姜、甘草、白术
B. 附子、黄芪、茯苓、泽泻、甘草
C. 附子、党参、白术、茯苓、甘草
D. 附子、白术、泽泻、甘草、猪苓
E. 附子、生姜、干姜、黄芪、白术

（6～9题共用题干）

血液凝固是无活性的凝血因子被激活，转变为有蛋白降解活性的凝血因子的过程。目前已知的参与凝血过程的凝血因子共有14个，其名称及特性各不相同。

6. 下列凝血与维生素K无关的凝血因子是
A. 凝血因子Ⅱ
B. 凝血因子Ⅶ
C. 凝血因子Ⅸ

D. 凝血因子Ⅹ
E. 凝血因子Ⅻ

7. 凝血酶原在血浆中的浓度是
A. 2000～4000mg/L
B. 100～150mg/L
C. 200～400mg/L
D. 8～10mg/L
E. 5mg/L

8. 下列凝血因子半衰期最长的是
A. 凝血因子Ⅰ
B. 凝血因子Ⅴ
C. 凝血因子Ⅶ
D. 凝血因子Ⅸ
E. 凝血因子ⅩⅢ

9. 下列除哪种凝血因子外均可在肝内合成
A. 凝血因子Ⅱ
B. 凝血因子Ⅲ
C. 凝血因子Ⅳ
D. 凝血因子Ⅴ
E. 凝血因子Ⅹ

(10～12 题共用题干)
患者，女性，33 岁。半年前开始出现怕热，易汗，时有失眠，心悸，多食易饥。体检发现双侧甲状腺肿大，质地柔软坚韧，无明显压痛。中医症见颈前肿胀，烦躁易怒，多食易饥，恶热多汗，面红烘热，心悸失眠，头晕目眩，口苦咽干，舌红苔黄，脉弦数。

10. 该患者最可能的诊断是
A. 甲状腺功能亢进症
B. 亚急性甲状腺炎
C. 糖尿病
D. 甲状腺癌
E. 甲状腺功能减退症

11. 进一步应当进行的检查不包括
A. 血清甲状腺激素
B. TSH
C. 血糖
D. 摄^{131}I 率
E. 甲状腺抗体

12. 该患者的中医证型为
A. 气阴两虚证
B. 痰瘀化火证
C. 阴虚火旺证
D. 气滞痰凝证
E. 肝火旺盛证

(13～16 题共用题干)
患者，男性，49 岁。近 3 个月来剧烈咳嗽，痰中带血，伴午后低热，纳少，乏力，消瘦，盗汗，应用抗生素及止咳化痰药物无效；X 线检查示哑铃状病灶，痰中找到结核菌。现症见：干咳，咳声短促，咳少量白黏痰，胸部隐痛，午后手足心热，口干，盗汗，舌红少苔，脉细数。

13. 应首先考虑的病证结合诊断是
A. 慢性阻塞性肺疾病；气阴两虚证
B. 支气管哮喘；肺阴虚证
C. 肺结核；肺阴亏损证
D. 大叶性肺炎；阴虚火旺证
E. 原发性支气管肺癌；气阴耗伤证

14. 其中医治法是
A. 清热解毒
B. 行气化滞
C. 益气养阴
D. 活血化瘀
E. 滋阴润肺

15. 其治疗应首选的方剂是
A. 血府逐瘀汤
B. 增液承气汤
C. 月华丸加减
D. 益气聪明汤
E. 半夏茯苓汤

16. 若患者痰少而黏，可加的中药是
A. 半夏，黄芩
B. 天南星，白附子
C. 地骨皮，丹参
D. 浙贝母，枇杷叶
E. 白及，仙鹤草

四、案例分析题

每个案例至少有 3 个提问，每个提问多个备选答案，其中正确答案有 1 个或几个，每选择一个正确答案得 1 个得分点，每选择一个错误答案扣 1 个得分点，直至扣至本提问得分点为 0。注意：总计有多少个正确答案，就得多少分（15～20 分）。

（1～5 题共用题干）

患者，男性，61 岁。两手近端指关节反复发作疼痛 1 年，近 2 周加重，晨起时有明显的活动受限，随着起床活动后可自行缓解。辅助检查：白细胞 6.26×10^9/L，血红蛋白 89g/L，血小板 343×10^9/L，血沉 52mm/h，C 反应蛋白 16.2mg/L。RF（+）。X 线可见指关节间隙变窄。

1. 该患者最可能的诊断为
   A. 风湿性关节炎
   B. 类风湿关节炎
   C. 系统性红斑狼疮
   D. 骨关节炎
   E. 痛风
   F. 强直性脊柱炎
2. 该病的关节表现包括
   A. 晨僵
   B. 疼痛
   C. 类风湿结节
   D. 肿胀
   E. 干燥脱皮
   F. 关节畸形
   G. 出血
3. 下列关于治疗该病的用药说法中错误的是
   A. 当晨僵及关节肿痛消失后，应继续使用非甾体抗炎药，以巩固疗效防止复发
   B. 非甾体抗炎药可有效控制疾病进展
   C. 甲氨蝶呤的主要副作用为骨髓抑制
   D. 关节腔注射激素治疗可能导致类固醇晶体性关节炎
   E. 未婚育者应慎用雷公藤总苷治疗
   F. 使用激素必须同时应用抗风湿药
   G. 甲氨蝶呤除控制疾病进展外，对关节疼痛也有显著疗效，联合非甾体抗炎药可迅速改善疼痛
4. 该患者后续寻求中医治疗，辨证见：午后发热，盗汗，口干，手足心热，小便赤涩，大便秘结，舌红少苔，脉细数。该患者证型为
   A. 湿热痹阻证
   B. 寒热错杂证
   C. 痰瘀互结，经脉痹阻证
   D. 阴虚内热证
   E. 肝肾亏损，邪痹筋骨证
   F. 寒湿痹阻证
   G. 热入营分证
5. 该患者的首选方剂为
   A. 丁氏清络饮
   B. 四妙丸
   C. 二陈汤
   D. 桂枝芍药知母汤
   E. 身痛逐瘀汤
   F. 独活寄生汤
   G. 大补阴丸

（6～9 题共用题干）

患者，女性，36 岁。2 天前淋雨后突发寒战高热，咳嗽，咳脓痰，痰呈粉红色乳状，伴左侧胸痛。查体：体温 38.9℃，口唇发绀，呼吸急促，双肺呼吸音粗，右下肺叩浊音，可闻及管状呼吸音。实验室检查：血常规，白细胞总数 16.23×10^9/L，中性粒细胞百分比 0.81。X 线检查示左肺下叶有实变，内可见空洞，诊断为肺炎。现症见：咳嗽，咳脓痰，呼吸气促，高热，胸膈痞满，按之疼痛，口渴烦躁，小便黄赤，大便干燥，舌红苔黄，脉滑数。

6. 其疾病类型及证候诊断分别是
   A. 葡萄球菌肺炎，痰热壅肺证
   B. 肺炎链球菌肺炎，痰热壅肺证
   C. 肺炎支原体肺炎，邪犯肺卫证

D. 克雷伯杆菌肺炎，热闭心神证
E. 病毒性肺炎痰，热阻肺证
F. 衣原体肺炎，热闭心神证
G. 真菌性肺炎，痰热壅盛证

7. 其中医选方是
A. 千金苇茎汤
B. 涤痰汤
C. 沙参麦冬汤
D. 麻杏石甘汤
E. 桑菊饮
F. 清气化痰汤

8. 其西医用药可选
A. 苯唑西林钠
B. 头孢菌素
C. 红霉素
D. 青霉素 G
E. 喹诺酮类
F. 庆大霉素
G. 甲氧西林

9. 若患者出现烦躁不安、严重失眠，应注意使用
A. 吗啡
B. 地西泮
C. 哌替啶
D. 水合氯醛
E. 阿司匹林
F. 可待因

中西医结合内科副主任/主任医师职称考试冲刺押题试卷

模拟试卷三

辽宁科学技术出版社
LIAONING SCIENCE AND TECHNOLOGY PUBLISHING HOUSE

拂石医典
FU SHI MEDBOOK

一、单选题（每题1个得分点）

以下每道考题有5个备选答案，请选择1个最佳答案。共30～35道题（30～35分）。

1. 世界上最早关于导尿术的记载是在哪一本书中
   A.《景岳全书》
   B.《黄帝内经》
   C.《伤寒论》
   D.《外台秘要》
   E.《备急千金要方》

2. “壮水之主，以制阳光”是针对肾何种证型的概括
   A. 肾阴虚
   B. 肾阳虚
   C. 肾气不足
   D. 肾精不足
   E. 膀胱湿热

3. 一侧口角、面部或肢体远端的局限性抽搐，较严重的发作后出现 Todd 麻痹，此种发作为
   A. Jackson 癫痫
   B. 局限性运动性发作
   C. 旋转性发作
   D. 体觉性发作
   E. 姿势性发作

4. 头眼向一侧偏斜，可连及头与躯干，偶可致全身旋转，这种发作称为
   A. Jackson 癫痫
   B. 局限性运动性发作
   C. 旋转性发作
   D. 体觉性发作
   E. 姿势性发作

5. 下列不属于吗啡作用的是
   A. 减慢胃排空
   B. 兴奋 Oddi 括约肌
   C. 升高颅内压
   D. 促进胰腺分泌
   E. 收缩支气管

6. 瘟黄的初起临床表现是
   A. 头痛如劈
   B. 斑疹透露
   C. 四肢逆冷
   D. 发热恶寒
   E. 神昏谵语

7. 感染性肺炎中最常见的是
   A. 细菌性肺炎
   B. 病毒性肺炎
   C. 肺真菌病
   D. 肺血吸虫病
   E. 大叶性肺炎

8. 不属于肺炎链球菌肺炎病理分期的是
   A. 充血期
   B. 红色肝变期
   C. 恢复期
   D. 灰色肝变期
   E. 消散期

9. 下列为 IgE 单独增高的常见病因是
   A. 类风湿关节炎
   B. 多发性骨髓瘤
   C. 支气管哮喘
   D. 原发性巨球蛋白血症
   E. 获得性免疫缺陷综合征

10. 类风湿关节炎的发病内在因素是
    A. 正气虚弱
    B. 外邪壅盛

C. 经脉痹阻
D. 气血阻滞
E. 以上都是

11. 可清热泻火，利水通淋治疗热淋，为治疗热淋主方的是
A. 八正散
B. 小蓟饮子
C. 导赤散
D. 五淋散
E. 茜根散

12. 可治疗小便赤涩热痛，伴随口糜口疮，兼有口干口渴等阴津不足表现方剂的是
A. 八正散
B. 小蓟饮子
C. 导赤散
D. 五淋散
E. 黄连清心饮

13. 邪热久羁，阴血不足，虚风内动证治用
A. 镇肝熄风汤
B. 羚角钩藤汤
C. 大定风珠
D. 天麻钩藤饮
E. 阿胶鸡子黄汤

14. 温病后期，神倦瘛疭，舌绛苔少，方用
A. 镇肝熄风汤
B. 羚角钩藤汤
C. 大定风珠
D. 天麻钩藤饮
E. 阿胶鸡子黄汤

15. 下列关于疫疹的临床表现正确的是
A. 初起先憎寒后发热
B. 初起发热遍体炎炎，头痛如劈
C. 发热恶寒，猝然发黄
D. 遗尿旁流，舌卷囊缩
E. 苔白如积粉

16. 某贫血病人，26 岁，其红细胞平均体积（MCV）为 75fl，红细胞血红蛋白平均浓度（MCHC）为 29%，确定该贫血性质最有价值的资料是
A. 发病诱因的查询
B. 骨髓细胞内、外铁染色
C. 血清铁、总铁结合力测定
D. 骨髓细胞学检查
E. 血清叶酸、维生素 B_{12} 含量测定

17. 下列关于慢性肾衰患者的各种代谢紊乱的叙述错误的是
A. 蛋白质代谢紊乱一般表现为蛋白质代谢产物蓄积
B. 糖代谢异常主要表现为糖耐量减低和低血糖症
C. 甘油三酯升高
D. 维生素 A 缺失
E. 维生素 B 及叶酸缺失

18. 慢性肾功能衰竭患者出现肾性骨病，以哪种骨病最多见
A. 高转化性骨病
B. 低转化性骨病
C. 混合性骨病
D. 透析相关性淀粉样变骨病
E. 以上皆不对

19. 下列关于腐腻苔的说法正确的是
A. 腐苔苔质疏松，颗粒细小，形如豆腐渣
B. 若腐苔脱落，下无续生新苔，属邪毒内结
C. 腻苔见白腻不燥，属脾虚湿困
D. 食积可见厚腻苔
E. 舌苔黄腻而厚多见于痰热、湿热或胃气衰败

20. 与妊娠有关的恶性肿瘤是
A. 恶性畸胎瘤
B. 绒毛膜癌
C. 葡萄胎
D. 乳腺癌
E. 子宫颈癌

21. 中风的记载，始见于
A.《内经》
B.《丹溪心法》
C.《金匮要略》
D.《景岳全书》
E.《类经》

22. 引起血管性痴呆的主要原因是
A. 缺血性脑梗死
B. 脑动脉硬化
C. 脑血管痉挛
D. 年龄
E. 脑动脉瘤

23. 瘿病的实证应着重辨明
A. 有无寒凝
B. 有无血瘀
C. 有无气滞
D. 有无痰阻
E. 有无气郁

24. 阴偏盛所形成的病理变化是
A. 实热
B. 实寒
C. 虚热
D. 虚寒
E. 真寒假热

25. 郑声的病机是
A. 心气大伤
B. 热扰心神
C. 中气大伤
D. 痰火扰心
E. 痰蒙心神

26. 患者，女性，39 岁。反复上腹痛 20 余年，近 3 个月来疼痛频繁，偶有黑便，并渐进消瘦。X 线钡餐示：胃窦部呈持续性向心性狭窄伴充盈缺损，首选处理为
A. 止痛药治疗
B. 胃液分析
C. 腹部 CT
D. 胃镜及活检
E. 结肠镜

27. 患者，男性，55 岁。心胸疼痛时作，伴胸闷心悸，心烦燥热，乏力气短，口干咽燥，盗汗，舌红少津，苔薄，脉结。治疗选方为
A. 一贯煎
B. 清骨散
C. 六味地黄丸
D. 天王补心丹
E. 金匮肾气丸

28. 患者，女性，36 岁。素有抑郁不畅，少言史。因与他人争吵而突发呼吸短促，息粗气憋，胸闷痛，咽中如窒，苔薄，脉弦。治疗选方为
A. 逍遥散
B. 柴胡疏肝散
C. 半夏厚朴汤
D. 小柴胡汤
E. 五磨饮子

29. 引起心肌梗死的最常见的基本病因是
A. 冠状动脉粥样硬化
B. 冠状动脉栓塞
C. 冠状动脉炎症
D. 冠状动脉痉挛
E. 冠状动脉先天畸形

30. 患者，男性，65 岁，腔隙性脑梗死。现证见：肢体不遂，软弱无力，气短声低，面色萎黄，舌暗有瘀点，苔薄，脉沉弱。治宜
A. 祛风通络，养血和营
B. 益气养血，化瘀通络
C. 活血化瘀，醒神开窍
D. 祛风通络，养血合营
E. 清热化痰，醒神开窍

31. 患者，男性，33 岁。2 周前上呼吸道感染 3 天，治疗后好转。2 天前出现胸闷、心悸、气短伴头晕，全身乏力。查体：体温 37.7℃，心率 79 次/分，血压 98/63mmHg，咽充血，双肺呼吸音清，第一心音低钝，ECG 示频发室性期前收缩，短阵室性心动过速。其诊断应首先考虑的是
A. 病毒性心肌炎
B. 急性心包炎
C. 扩张型心肌病
D. 心力衰竭
E. 冠状动脉粥样硬化性心脏病

32. 患者，男性，66 岁。突发呼吸困难，发绀，咳粉红色泡沫痰，血压 88/53mmHg，两肺散在湿啰音，心率 139 次/分，律绝对不齐，心尖部闻及舒张期杂音，心电图示房颤，抢救措施首选
A. 静脉注射呋塞米
B. 静脉注射毛花苷 C
C. 静脉注射硝普钠
D. 静脉注射氨茶碱
E. 静脉注射吗啡

33. 患者，女性，49 岁。高血压病史 20 年。1 天前因情绪激动后剧烈头痛，面色潮红，烦躁，眩晕，恶心呕吐，心悸，视物模糊，意识清醒。查体：BP 235/128mmHg，心率 118 次/分。诊断为
A. 恶性高血压
B. 高血压危象
C. 单纯收缩期高血压
D. 高血压脑病
E. 高血压三期

34. 患者，女，27 岁，在分娩时突发呼吸困难，其后咯血而死。尸检发现肺小血管内有胎脂及角化上皮。其死因可能是
A. 血栓栓塞
B. 气体栓塞
C. 脂肪栓塞
D. 羊水栓塞
E. 瘤细胞栓塞

35. 患者，男性，49 岁，既往体健。3 天前与朋友聚会大量饮酒后出现上腹部不适，伴恶心、呕吐，呕吐物为胃内容物；此后呕吐鲜血 2 次，量约 400ml/次，伴眩晕、乏力、汗出。遂拨打 120 送至急诊就诊。当时患者面色苍白，血压 81/59mmHg，心率 117 次/分。临床上，该患者的诊断考虑为
A. 胃癌
B. 食管贲门黏膜撕裂综合征
C. 食管 - 胃底静脉曲张破裂出血
D. 糜烂出血性胃炎
E. 消化性溃疡伴出血

二、多选题（每题 2 个得分点）

以下每道考题有 5 个备选答案，每题至少有 2 个正确答案，多选、少选、漏选均不得分。共 15 道题（30 分）。

1. 下列叙述属于气虚发热的有
A. 发热多在劳累后发生或加剧，热势或高或低
B. 低热不退
C. 气短懒言
D. 自汗
E. 午后热盛

2. 原发性慢性肾上腺皮质功能减退症病因为
A. 肾上腺结核
B. 特发性肾上腺萎缩
C. 恶性肿瘤转移
D. 酮康唑长期应用
E. 艾滋病

3. 消渴的别称有
A. 消瘅
B. 膈消
C. 肺消
D. 消中
E. 中消

4. 传染病的传播方式有
A. 接触传播
B. 垂直传播
C. 体液传播
D. 粪口传播
E. 水源传播

5. 过敏性紫癜可分为以下几型
A. 紫癜型
B. 腹型
C. 肠型
D. 肾型
E. 关节型

6. 下列病证属于郁证的有
A. 梅核气
B. 脏躁
C. 喉痹
D. 痫证
E. 癫证

7. 关于痢疾，下面叙述正确的是
A. 特征为痢下赤白脓血，腹痛，里急后重
B. 病因为外感时邪疫毒，内伤饮食不洁
C. 病机为湿热、疫毒、寒湿结于肠腑
D. 暴痢多实证
E. 具有传染性和流行性

8. 痢疾的辨证要点
A. 辨暴痢
B. 辨久痢
C. 辨寒热
D. 辨伤气、伤血
E. 辨邪正盛衰

9. 引起急性间质性肾炎的最常见原因是
A. 药物
B. 免疫性
C. 感染
D. 遗传
E. 代谢

10. 下列哪些药物可引起急性间质性肾炎
A. 抗生素
B. 非甾体抗炎药和解热镇痛药
C. 利尿剂
D. 质子泵抑制剂
E. β 受体阻滞剂

11. 林某，男，36 岁。身目俱黄，查体肝脾大，西医诊断为溶血性黄疸、溶血性贫血。症见：身目俱黄，黄色鲜明，头重身困，胸脘痞满，食欲减退，恶心呕吐，腹胀，大便溏垢，舌苔厚腻微黄，脉象濡数。治疗选方为
A. 茵陈蒿汤
B. 茵陈五苓散
C. 实脾饮
D. 甘露消毒丹
E. 茵陈术附汤

12. 乌梅丸的配伍特点有
A. 猛杀虫积
B. 酸、苦、辛并用
C. 寒热并用

D. 专以泻下驱虫
E. 邪正兼顾

13. 糖皮质激素对类风湿关节炎具有强大的抗炎作用，能迅速缓解关节肿痛症状和全身炎症，其治疗原则是
A. 小剂量
B. 大剂量
C. 短疗程
D. 长疗程
E. 发病即用

14. 冠状动脉再通的间接判断指标有
A. 抬高的 ST 段 2 小时内回落 50% 以上
B. 胸痛 2 小时内基本消失
C. 血清 CK－MB 峰值提前出现
D. 动脉造影显示再通
E. 2 小时内出现再灌注性心律失常

15. 下列发生在椎－基底动脉系统脑栓塞的是
A. 眩晕
B. 失语
C. 交叉瘫
D. 吞咽困难
E. 偏瘫

三、共用题干题（每个提问有 1 个得分点）

以下每道考题有 2～6 个提问，每个提问有 5 个备选答案，请选择一个最佳答案。共 15～20 问，注意总计有多少个提问，就得多少分（15～20 分）。

（1～5 题共用题干）

患者女性，77 岁。COPD 史 30 年，咳嗽、咳痰 30 余年，呼吸喘促 12 年。平时体质差，易感冒，每遇感冒则加重。近日喘促加重，就诊后查体精神欠佳，口唇发绀，桶状胸，叩诊呈过清音，双肺呼吸音减弱，呼气相延长，双肺底可闻及少量小水泡音及哮鸣音。中医证见喘逆不得卧，气短气急，咳痰稀白量多，呈泡沫状，胸部膨满，口干不欲饮，面色青暗，周身酸楚，恶寒，舌暗淡，苔白滑，脉浮紧。

1. 中医证候分型为
A. 肺气虚
B. 脾气虚肾气虚
C. 正虚喘脱
D. 肺肾两虚
E. 外寒里饮证

2. 证候分析为
A. 脾虚生痰，痰饮上犯于肺
B. 风寒外束，饮停于内
C. 肺肾俱虚，气失摄纳
D. 肺气亏虚，气失所主
E. 肾阳虚，水湿上犯

3. 正确的治法为
A. 健脾益肺
B. 健脾化痰，降气平喘
C. 温肾健脾，化饮利水
D. 温肺散寒，涤痰降逆
E. 补肺纳肾，降气平喘

4. 代表方剂为
A. 生脉散合六君子汤
B. 真武汤合五苓散
C. 桑白皮汤
D. 七味都气丸
E. 小青龙汤

5. 其中医诊断可考虑为
A. 感冒
B. 咳嗽
C. 哮病
D. 肺胀
E. 喘证

（6～9 题共用题干）

患者张某，33 岁，头痛身痛，发热，咽痛，苔薄黄，六脉浮数。

6. 该患者的诊断是
A. 风温初起，邪客肺络证
B. 温病初起

C. 外感风邪，邪热壅肺证
D. 外感风寒表实证
E. 外寒内热证

7. 该患者的拟方用
A. 桑菊饮
B. 桑杏汤
C. 麻黄汤
D. 银翘散
E. 麻杏石甘汤

8. 其煎煮方法应当注意的是
A. 服后温覆，取微汗
B. 发热即服，不热不服
C. 香气大出即取服
D. 待香气散尽取服
E. 晨起即服

9.《温病条辨》中称本方为
A. 辛凉轻剂
B. 辛凉平剂
C. 辛凉重剂
D. 辛温重剂
E. 辛温平剂

（10～12 题共用题干）
患者，男性，44 岁。5 天前上呼吸道感染，咽喉肿痛，发热，全身疼痛，3 天前出现小便量少，24 小时尿量 255ml，遂就诊急诊，3 天来血肌酐连续升高。实验室检查：血肌酐 622.8μmol/L，尿素氮 27.9mmol/L。现小便闭塞不通，咽干，烦渴欲饮，呼吸急促，伴有咳嗽，舌红，苔薄黄，脉数。

10. 其最可能的中西医诊断是
A. 尿路感染，淋证
B. 急性肾盂肾炎，淋证
C. 急性肾衰竭，癃闭
D. 急性肾小球肾炎，水肿
E. 慢性肾衰竭，癃闭

11. 该患者的中医证型为
A. 膀胱湿热证
B. 肾阴亏虚
C. 湿热中阻证
D. 肺热壅盛证
E. 肝郁气滞证

12. 若患者兼有尿赤灼热，小腹胀满，其加减选择
A. 加黄连、竹叶
B. 加大黄、杏仁
C. 合八正散
D. 合小蓟饮子
E. 加沙参、石斛

（13～15 题共用题干）
女性患者，34 岁，长期使用降压药物肼苯哒嗪后皮肤出现皮疹，颧部红斑，对称性关节痛。查血显示血红蛋白、血小板、白细胞均有所下降，尿蛋白（+），血 ANA（+），抗 dsDNA（+）。中医证见神疲乏力，畏寒肢冷，口干，小便短少，两腿浮肿。

13. 最可能的诊断是
A. 类风湿关节炎
B. 过敏性皮炎
C. 过敏性关节炎
D. 系统性红斑狼疮
E. 继发性血小板减少症

14. 该患者当前阶段的治疗最适宜的是
A. 小剂量糖皮质激素
B. 激素冲击疗法
C. 免疫抑制及治疗
D. 抗感染治疗
E. 大剂量甲泼尼龙

15. 该患者的中医证型为
A. 气营热盛
B. 阴虚内热
C. 热郁积饮
D. 脾肾两虚
E. 气血亏虚

四、案例分析题

每个案例至少有 3 个提问，每个提问多个备选答案，其中正确答案有 1 个或几个，每选择一个正确答案得 1 个得分点，每选择一个错误答案扣 1 个得分点，直至扣至本提问得分点为 0。注意：总计有多少个正确答案，就得多少分（15 ~20 分）。

（1 ~3 题共用题干）

患者，男性，50 岁。大便次数增多 3 天，日十余次，腹痛肠鸣，便下白黏冻及烂肉样物，发热恶寒，纳可。体温 38.2℃，血红蛋白 69g/L，血沉 55mm/h，大便化验有红白细胞，未培养出细菌。结肠镜见黏膜血管纹理模糊，黏膜充血、水肿、出血。

1. 该患者的诊断为
   A. 轻型溃疡性结肠炎（UC）
   B. 重型 UC
   C. 中型 UC
   D. 细菌性痢疾
   E. 大肠癌
   F. 克罗恩病
2. 其治疗方案选择
   A. SASP
   B. 泼尼松
   C. 静脉注射甲泼尼龙
   D. 氨苄青霉素
   E. 输血
   F. 补液
   G. 喹诺酮类
3. 西药治疗 10 天后患者无明显好转，遂寻求中医治疗。此时证见腹泻，脓血便，里急后重，腹痛灼热，发热，溲赤，肛门灼热，舌红苔黄腻，脉滑数。其首选方剂为
   A. 参苓白术散
   B. 痛泻药方
   C. 驻车丸
   D. 芍药汤
   E. 膈下逐瘀汤
   F. 白头翁汤

（4 ~8 题共用题干）

患者，男性，59 岁。慢性肾炎病史 16 年，2 周前肺部感染后出现明显身体不适，以恶心、呕吐、头痛为主，自昨日起又出现神志不清、惊厥、抽搐等，家人急送就诊。该患者血压 165/102mmHg，血肌酐 1254μmol/L，尿素 46.2mmol/L。血钾 7.2mmol/L，血红蛋白 102g/L，二氧化碳结合力 15.5mmol/L。

4. 其最可能的诊断是
   A. 急性肾衰竭
   B. 慢性肾衰竭氮质血症期
   C. 慢性肾衰竭肾衰竭期
   D. 慢性肾衰竭尿毒症期
   E. 慢性肾衰竭肾贮备功能下降期
   F. 肾病综合征
5. 治疗应选择的措施是
   A. 镇静止抽
   B. 腹膜透析
   C. 血液透析
   D. 肾移植
   E. 排钾利尿
   F. 输血
   G. 降压
   H. 静脉输入碳酸氢钠
6. 入院后患者经治疗后病情逐渐平稳，意识恢复正常，现中医证见头晕头痛，耳鸣眼花，两目干涩，视物模糊，口干咽燥，渴而喜饮，腰膝酸软，尿少色黄，舌淡红少津，脉弦细。其中医证型是
   A. 肝肾阴虚证
   B. 阴阳两虚证
   C. 湿浊证
   D. 湿热证
   E. 水气证
   F. 脾肾阳虚证
   G. 血瘀证
7. 该患者治法为
   A. 补气健脾益肾
   B. 温补脾肾
   C. 和中降逆，化湿泄浊

D. 温扶元阳，补益真阴
E. 滋肾平肝
F. 活血化瘀

8. 该患者出院后，除定期透析外，其饮食治疗上应当注意的有
A. 高蛋白饮食
B. 较低热量摄入
C. 低磷饮食
D. 低钾饮食
E. 高钠饮食
F. 多饮热水
G. 积极补钙

中西医结合内科副主任/主任医师职称考试冲刺押题试卷

模拟试卷四

辽宁科学技术出版社
LIAONING SCIENCE AND TECHNOLOGY PUBLISHING HOUSE
拂石医典
FU SHI MEDBOOK

一、单选题（每题1个得分点）

以下每道考题有5个备选答案，请选择1个最佳答案。共30～35道题（30～35分）。

1. 对于慢性肾小球肾炎的叙述，错误的是
   A. 仅有少数慢性肾炎是由于急性肾炎发展所致
   B. 发病与肾小球血液动力学改变等继发因素无关
   C. 绝大多数可由各种原发性肾小球疾病直接表现为慢性肾炎
   D. 其是急性肾炎“治愈”后的若干年重新出现慢性肾炎的一系列临床表现
   E. 其发病是免疫炎症反应过程

2. 慢性肾小球肾炎的发病机制是
   A. 各种原因导致的肾小动脉硬化
   B. 细菌侵入破坏肾小球功能
   C. 感染引起的中毒反应
   D. 多种病因引起的免疫反应
   E. 肾小球血运不足导致萎缩

3. 下列关于癫痫的中医分型叙述，错误的是
   A. 心肾亏虚证
   B. 痰火扰神证
   C. 风痰闭阻证
   D. 心脾两虚证
   E. 痰湿阻窍证

4. 癫痫发作最严重的类型为
   A. 全身性强直－阵挛发作
   B. 失神发作
   C. 癫痫持续状态
   D. 复杂部分性发作
   E. 精神性发作

5. 男性，15岁，进行性烦渴，消瘦1周，恶心、腹痛、意识不清2天。查：脱水貌，BP 120/70mmHg，血糖22.2mmol/L，CO_2－CP 12mmol/L，尿酮体（＋＋＋）；予灭酮治疗意识好转，数小时后又出现意识障碍，最可能的原因是
   A. 脑出血
   B. 脑血栓形成
   C. 脑水肿
   D. 脑梗死
   E. 脑栓塞

6. 女，19岁，头晕、乏力5个月，平素月经多，偏食，未婚未育。查体：贫血貌，心尖部可闻及2级收缩期杂音，肝脾未触及。血常规：Hb 80g/L，MCV 60fl，MCH 22pg，WBC 3.0×10^9/L，Plt 140×10^9/L，该贫血属于
   A. 巨幼细胞贫血
   B. 缺铁性贫血
   C. 再生障碍性贫血
   D. 正细胞性贫血
   E. 溶血性贫血

7. 慢性阻塞性肺疾病若未得到有效治疗，最终发展为
   A. 慢性呼吸衰竭
   B. 慢性肺源性心脏病
   C. 支气管哮喘
   D. 间质性肺炎
   E. 心力衰竭

8. 慢性阻塞性肺疾病的诊断依据是
   A. 咳铁锈色痰伴胸痛
   B. 咳大量脓臭痰
   C. 阵发性刺激性呛咳
   D. 吸入支气管扩张剂之后 FEV_1/FVC ＜70%
   E. 有吸烟等高危因素史

9. 类风湿关节炎最常见的心脏受累症状是
A. 心律失常
B. 胸膜炎
C. 冠状动脉粥样硬化
D. 心绞痛
E. 心包炎

10. 女，32岁，面部蝶形红斑、多关节痛、口腔溃疡2个月，发热1周。ANA（+），抗Sm抗体（+），抗SSA抗体（+），血尿常规正常，胸片正常，目前无感染证据。最佳治疗方案是
A. 泼尼松2mg/kg以上
B. 泼尼松1mg/kg + NSAIDs + 羟氯喹
C. 泼尼松1mg/kg + CTX
D. 泼尼松1mg/kg + NSAIDs + CTX
E. 泼尼松1mg/kg + NSAIDs + 抗生素

11. 气机升降之枢纽是
A. 肝脾
B. 肝肾
C. 肺肾
D. 心肾
E. 脾胃

12. 从冬至春及夏的气温变化，说明阴阳之间的关系是
A. 阴阳平衡
B. 互根互用
C. 消长平衡
D. 相互转化
E. 交感互藏

13. 远志具有的功效是
A. 润肠通便
B. 生津敛汗
C. 解郁舒肝
D. 消散痈肿
E. 利尿通淋

14. 下列选项，不属首乌藤的主治病证是
A. 跌打骨折
B. 血虚身痛
C. 失眠多梦
D. 风湿痹痛
E. 皮肤痒疹

15. 一患者平素有痰饮，复感风寒，证见恶寒发热，头身疼痛，喘咳，无汗，痰多，痰质清稀，舌苔白滑，脉浮。治宜选用的方为
A. 定喘汤
B. 麻黄汤
C. 射干麻黄汤
D. 小青龙汤
E. 止嗽散

16. 麻黄杏仁甘草石膏汤中，麻黄与石膏用量的比例是
A. 石膏用量是麻黄的4倍
B. 两者用量相等
C. 麻黄用量是石膏的2倍
D. 石膏用量是麻黄的2倍
E. 麻黄与石膏2:3

17. 上呼吸道感染可能出现的并发症是
A. 急性心力衰竭
B. 脑炎
C. 喉炎
D. 肺结核
E. 其他

18. 慢性阻塞性肺疾病最主要的发病因素是
A. 吸烟
B. 环境污染
C. 饮食不规律
D. 感染因素
E. 过度劳累

19. 慢性阻塞性肺疾病稳定期最主要的治疗

药物是
A. 支气管扩张剂
B. 抗心律失常药
C. 镇咳药
D. 祛痰药
E. 抗菌药

20. 慢性肺心病的心力衰竭以哪项为主
A. 左心衰竭
B. 右心衰竭
C. 全心衰竭
D. 心室衰竭
E. 以上均是

21. 慢性肺心病发病机制中引起肺动脉高压的主要原因是
A. 长期缺氧及高碳酸血症
B. Hp 感染
C. 气流阻塞
D. 细菌感染
E. 支气管哮喘

22. 慢性肺心病长期氧疗，每日持续吸氧时间应超过
A. 8 小时
B. 15 小时
C. 12 小时
D. 11 小时
E. 6 小时

23. 支气管哮喘患者病情危重的征象是
A. 沉默肺
B. 脉压增加
C. 烦躁不安
D. 呼气延长
E. 胸痛

24. 支气管哮喘的发病机制是
A. 气道慢性炎症性疾病
B. 自身免疫性疾病
C. 支气管平滑肌可逆性痉挛
D. 缺氧
E. 二氧化碳潴留

25. 属于从治法的是
A. 通因通用
B. 以热治寒
C. 阴病治阳
D. 用热远热
E. 热者寒之

26. 下列哪个方剂最适用于阴虚便秘
A. 增液汤
B. 六味地黄汤
C. 增液承气汤
D. 沙参麦冬汤
E. 益胃汤

27. 关于血吸虫病与伤寒的鉴别下列最有价值的是
A. 相对脉缓
B. 外周血嗜酸粒细胞显著增多
C. 热程和腹痛腹泻
D. 中性粒细胞增高
E. 血红蛋白下降

28. 银翘散与桑菊饮功用的主要区别是
A. 银翘散偏于解表，桑菊饮偏于宣肺
B. 银翘散偏于解毒，桑菊饮偏于解表
C. 银翘散偏于化痰，桑菊饮偏于解毒
D. 银翘散偏于解表，桑菊饮偏于清热
E. 银翘散偏于止咳，桑菊饮偏于润肺

29. 营气的作用主要是
A. 润泽肌肤
B. 化生血液
C. 温煦内脏
D. 充养脑髓
E. 化生神志

30. 患者，女，59岁，高血压病史13年。患者于日前打扫卫生时时突然出现口角歪斜，言语不利，四肢无力。头颅CT示：深穿支见一圆形腔隙性低密度阴影，边界清晰。则可能考虑的诊断是
A. 脑出血
B. 脑梗死
C. 腔隙性脑梗死
D. TIA
E. 蛛网膜下腔出血

31. 患者，女，33岁。每逢经行小腹胀痛拒按，月经量少，色紫黯有块，块下痛减，伴胸胁、乳房作胀，舌暗，脉弦。治疗应首选
A. 当归芍药散
B. 膈下逐瘀汤
C. 胶艾汤
D. 桂枝茯苓丸
E. 逍遥散

32. 患者，男，56岁，高血压史15年，既往有吸烟，饮酒史。早晨突然昏倒，不省人事，牙关紧闭，口噤不开，两手握固，躁扰不宁，面赤身热，口臭气粗，大小便闭，舌红，苔黄腻，脉弦滑而数，中医辨证为
A. 中风（阴闭）
B. 中风（阳闭）
C. 中风（脱证）
D. 厥证（痰热）
E. 痫病

33. 患者，女，71岁，确诊支气管肺癌1个月，拒绝西医治疗，请中医诊治。现症见：刺激性咳嗽，偶有痰中带血，心烦，少寐，手足心热，盗汗，口渴，大便秘结，舌质红，苔薄黄，脉细数。治疗应首选的方剂是
A. 生脉饮
B. 血府逐瘀汤
C. 导痰汤
D. 沙参麦冬汤合五味消毒饮
E. 沙参麦冬汤

34. 急性肝炎的重要治疗措施是
A. 休息
B. 抗病毒
C. 调节免疫疗法
D. 抗肝纤维化
E. 对症治疗

35. 下列关于脑血栓的治疗错误的是
A. 抗凝常用肝素100mg溶于500ml生理盐水，8～12小时静滴1次
B. 溶栓时可辅以阿司匹林每日100～300mg以增强溶栓疗效降低复发风险
C. 阿司匹林、氯吡格雷等可作为预防性治疗
D. 溶栓常用UK 100万或rt－PA 0.9mg/kg
E. 若患者溶栓期间出现严重的头痛、急性血压升高或恶心呕吐等考虑脑出血，应立即停止溶栓

二、多选题（每题2个得分点）

以下每道考题有5个备选答案，每题至少有2个正确答案，多选、少选、漏选均不得分。共15道题（30分）。

1. 慢性肾小球肾炎的基本临床表现有
A. 蛋白尿
B. 血尿
C. 高钙血症
D. 水肿
E. 高血压

2. 生理性贫血一般可见于
A. 孕妇妊娠中后期
B. 6～24个月的婴幼儿
C. 老年人

D. 重体力劳动者
E. 青春期

3. 下列方剂中麻黄、杏仁同用的是
A. 小青龙汤
B. 麻黄汤
C. 三拗汤
D. 华盖散
E. 桂枝汤

4. 糖皮质激素对类风湿关节炎具有强大的抗炎作用，能迅速缓解关节肿痛症状和全身炎症，其治疗原则是
A. 小剂量
B. 大剂量
C. 短疗程
D. 长疗程
E. 发病即用

5. 下列哪些先天性疾病会引起癫痫
A. 巨脑畸形
B. 脑穿通畸形
C. 脑积水
D. 脑性瘫痪
E. 结节性硬化症

6. 慢性肾炎常见的病理类型有
A. 系膜增生性肾小球肾炎
B. 膜增生性肾小球肾炎
C. 膜性肾病
D. 局灶性节段性肾小球硬化
E. 系膜毛细血管性肾炎

7. 缺铁性贫血实验室检查中血象检查描述正确的是
A. 骨髓增生活跃
B. 红细胞大小不等
C. 红细胞中心淡染区扩大
D. MCV、MCHC、MCH 值均降低
E. MCV、MCHC、MCH 值均增高

8. 患者胃痛，脘腹胀满，嗳腐吞酸，时吐不消化食物，吐后腹痛减轻，大便秘结，苔厚腻，脉滑，服用保和丸后未见缓减，可合用
A. 大承气汤
B. 小承气汤
C. 枳实导滞丸
D. 调胃承气汤
E. 健脾丸

9. 患者男，43 岁。脸圆，肤色暗红，向心性肥胖，尿 17 – 酮皮质类固醇为 203μmol/24h，大剂量地塞米松试验不能被抑制，蝶鞍区 CT 未见垂体瘤。其可能的疾病为
A. 肥胖
B. 垂体性库欣病
C. 异位 ACTH 综合征
D. 肾上腺皮质癌
E. 肾上腺皮质腺瘤

10. 下消阴阳两虚证证见尿量多而混浊者，可加用
A. 巴戟天
B. 益智仁
C. 泽兰
D. 覆盆子
E. 金樱子

11. 患者女性，70 岁。半年来感明显乏力。就诊后查血常规示 WBC $2.54 \times 10^9/L$，Hb 62g/L，Plt $55 \times 10^9/L$，完善骨髓穿刺检查后发现骨髓增生活跃，原始细胞 13%，染色体核型见 –7/7q – 及 20q – 。则其可以应用的药物有
A. 静脉应用铁剂
B. 阿糖胞苷
C. 雄激素
D. 阿扎胞苷
E. 地西他滨

12. 下列关于高血压的中西医治疗中说法错误的是
A. 硝普钠适用于伴有肾功能异常者
B. 地尔硫䓬可能会引起头痛
C. 肝肾阴虚证方用一贯煎
D. 尼卡地平主要用于高血压危象或急性冠脉综合征
E. 肾阳虚衰证方用济生肾气丸

13. 患者男，证见腹大胀满，脘腹胀急，烦热口苦，面目发黄，小便赤涩，大便溏垢，舌边尖红，苔黄腻，脉弦数，方用
A. 中满分消丸
B. 柴胡疏肝散
C. 五苓散
D. 茵陈蒿汤
E. 实脾饮

14. 中毒性菌痢的治疗是
A. 抗菌治疗
B. 抗休克治疗
C. 防治脑病
D. 抢救呼吸衰竭
E. 透析治疗

15. 慢性菌痢的治疗包括
A. 使用抗生素
B. 菌苗治疗
C. 局部灌肠
D. 处理肠道菌群失调
E. 止血

三、共用题干题（每个提问有1个得分点）

以下每道考题有2~6个提问，每个提问有5个备选答案，请选择一个最佳答案。共15~20问，注意总计有多少个提问，就得多少分(15~20分)。

(1~5题共用题干)

患者男，中医证见寒热往来，汗少，咳嗽痰少，气急，胸胁刺痛，呼吸或转侧则疼痛加重，心下痞硬。

1. 该患者的中医诊断为
A. 疟疾
B. 悬饮
C. 咳嗽
D. 胁痛
E. 痞满

2. 该患者的证机为
A. 邪犯胸肺，枢机不利，肺失宣降
B. 湿热蕴结，肝胆失疏，络脉失和
C. 饮停胸胁，脉络受阻，肺气郁滞
D. 湿热困脾，气机不利，肺气不利
E. 饮阻气郁，化热伤阴，肺气不利

3. 该患者仍可能出现的证候是
A. 小便黄赤
B. 身体振振瞤动
C. 足跗浮肿
D. 干呕
E. 口干不欲饮

4. 其首选方剂为
A. 椒目瓜蒌汤
B. 小青龙汤
C. 半夏泻心汤
D. 香附旋复花汤
E. 柴枳半夏汤

5. 若方中加入白芥子、桑白皮，其可能出现的表现为
A. 咳逆气急
B. 咳痰难出
C. 身热盛，咳嗽气粗
D. 肠间沥沥有声
E. 肋间胀满

(6~9题共用题干)

患者男，31岁。12岁时无明显诱因出现发作性意识丧失，四肢抽搐，口吐白沫，无二便失禁、舌咬伤等，持续数分钟自行缓解。发作后表现为精神恍惚、嗜睡，持续约半小时恢复正常。后反复发作，频率为一天2~3次至数日1次，少数几次表现为突然愣神，双

目直视，呼之不应，持续数秒自行缓解，无肢体抽搐。最近一次发作查 EEG 呈 10Hz 的低电压快活动，逐渐转为较慢较高的尖波。患者平素头晕头痛，痛有定处，颜面口唇青紫，舌质暗红，有瘀斑舌苔薄白，脉涩。

6. 患者的中医诊断为
   A. 厥证
   B. 痫证
   C. 头痛
   D. 颤证
   E. 痿证
7. 患者的主要发作类型为
   A. GTCS
   B. 复杂部分性发作
   C. 失神发作
   D. 强直性发作
   E. 阵挛性发作
8. 对此患者进行抗癫痫治疗，药物选择首选
   A. 丙戊酸钠
   B. 乙琥胺
   C. 卡马西平
   D. 苯妥英钠
   E. 氯硝西泮
9. 患者的中医证型诊断为
   A. 肝阳上亢证
   B. 痰火扰神证
   C. 风痰闭阻证
   D. 气滞血瘀证
   E. 瘀阻脑络证

(10～13 题共用题干)

患者，女，73 岁。3 年前出现双手震颤，逐渐加重，运动迟缓，表情逐渐减少，步态变小。就诊后查体有明显四肢肌强直，脑膜刺激征（-），脑 CT 无明显异常。中医证见肢体震颤，拘痉，活动减少，步态不稳，气短乏力，头晕眼花，口角时流涎，苔薄白或白腻，脉细无力。

10. 首先考虑的病证结合诊断是
   A. 血管性痴呆，脾肾两虚证
   B. 阿尔茨海默病，髓海不足证
   C. 帕金森综合征，肝肾阴虚证
   D. 帕金森综合征，气血两虚证
   E. 阿尔茨海默病，肝肾阴虚证
11. 其治疗应首选的方剂是
   A. 八珍汤合天麻钩藤饮
   B. 大定风珠
   C. 知柏地黄丸
   D. 还少丹
   E. 七福饮
12. 其中医治法是
   A. 补肾养阴，柔肝熄风
   B. 益气养血，熄风通络
   C. 补益肝肾
   D. 温补脾肾
   E. 补精填髓
13. 下列不属于改善该患者症状的药物是
   A. 苯海索
   B. 金刚烷胺
   C. 普拉克索
   D. 罗匹尼罗
   E. 吡拉西坦

(14～16 题共用题干)

患者，男，66 岁，突然出现失语，记忆力衰退。伴有表情淡漠，焦虑，右侧肢体 - 活动不利并感觉障碍，步态异常。中医证见：智力下降，神情呆滞，懈怠思卧，齿枯发焦，腰酸腿软，头晕耳鸣，舌体瘦小，苔薄，脉沉细。

14. 其病证结合诊断是
   A. 血管性痴呆，髓海不足
   B. 阿尔茨海默病，肝肾阴虚证
   C. 脑梗死，心脾两虚证
   D. 蛛网膜下腔出血，肾阴亏虚证
   E. 腔隙性脑梗死，脾肾两虚证
15. 治疗应首选的方剂是
   A. 七福饮
   B. 还少丹
   C. 沙参麦冬汤

D. 左归丸
E. 右归丸

16. 中医治法是
A. 温补脾肾
B. 补精填髓养神
C. 补益肝肾
D. 补益心脾
E. 益气健脾

（17～20 题共用题干）

患者，男，57 岁。胸痛反复发作 4 年，长期进行中医治疗，现中医证见胸部刺痛，痛无定时，夜间尤甚，持续 3 分钟左右，病处固定，情绪波动后加重，时有心悸，舌质紫黯，脉象沉涩，心电图见 ST 段水平下降 > 0.05mV，T 波低平。

17. 其最可能的诊断是
A. 心包积液
B. 胸膜炎
C. 心肌梗死
D. 不稳定型心绞痛
E. 慢性肺源性心脏病

18. 为明确诊断，可进一步做的检查是
A. 胸 CT
B. 肺功能测定
C. 血培养
D. 尿钠肽
E. 纤维支气管镜检查

19. 其中医治法是
A. 通阳泄浊，温络止痛
B. 活血化瘀，通脉止痛
C. 益气活血，通脉止痛
D. 滋阴益肾，养心安神
E. 益气壮阳，活血止痛

20. 治疗应首选的方剂是
A. 补阳还五汤
B. 真武汤
C. 左归丸
D. 血府逐瘀汤
E. 右归丸

四、案例分析题

每个案例至少有 3 个提问，每个提问多个备选答案，其中正确答案有 1 个或几个，每选择一个正确答案得 1 个得分点，每选择一个错误答案扣 1 个得分点，直至扣至本提问得分点为 0。注意：总计有多少个正确答案，就得多少分（15～20 分）。

（1～6 题共用题干）

男性患者，55 岁。间断胸闷、憋气 1 年半，纳差 3 个月。去年 8 月份因工过度劳累后，出现胸闷、憋气，就诊当地社区医院，予以输液治疗，胸闷好转，但纳差、乏力加重。今年 12 月份查尿常规：尿蛋白（+++），红细胞（+），尿糖（+）。心浊音界轻微向左下扩大，血压 176/103mmHg，双下肢凹陷性水肿。血常规检查示血红蛋白 87g/L，白细胞 8.55×10^9/L，B 型钠尿肽 670pg/ml，血钾 7.6mmol/L，白蛋白 25g/L，尿素氮 33.3mmol/L，肌酐 677μmol/L，Ccr 48ml/min，尿蛋白定量 4.5g/24h。

1. 最可能的诊断是
A. 急性肾衰竭
B. 慢性肾衰竭
C. 慢性间质性肾炎
D. 肾病综合征
E. 糖尿病
F. 尿路感染
G. 心力衰竭

2. 下一步应为该患者做的检查是
A. X 线胸片
B. 肾脏 CT
C. 心电图
D. 肾脏彩超
E. 静脉肾盂造影
F. 心脏动脉造影
G. 甲状腺激素水平

3. 针对该患者的治疗有
A. 纠正水电解质失衡，纠正高血钾
B. 降压治疗，控制心衰

C. 使用 rHuEPO 治疗贫血症状
D. 输血
E. 降脂治疗，防止高血脂
F. 静脉输注血浆白蛋白，提高血浆胶体渗透压

4. 该患者中医辨病为水肿，其中医证见水肿，腰以下为甚，按之不易恢复，脘腹胀闷，纳呆便溏，面色萎黄，神疲乏力，四肢倦怠，小便短少，舌淡，苔白，脉沉缓。其证属
A. 风水相搏证
B. 水湿浸渍证
C. 湿热壅盛证
D. 脾阳虚衰证
E. 肾阳衰微证
F. 瘀水互结证

5. 首选方剂为
A. 实脾饮
B. 真武汤
C. 越婢加术汤
D. 五苓散
E. 桃红四物汤
F. 五苓散
G. 胃苓汤

6. 该患者伴有小便短少，针对此证候可选择加减的药物是
A. 附子加量
B. 加肉桂
C. 倍干姜
D. 加桂枝
E. 加黄芪
F. 去茯苓
G. 加人参
H. 加泽泻

中西医结合内科副主任/主任医师职称考试冲刺押题试卷

模拟试卷五

辽宁科学技术出版社
LIAONING SCIENCE AND TECHNOLOGY PUBLISHING HOUSE
拂石医典
FU SHI MEDBOOK

一、单选题（每题1个得分点）

以下每道考题有5个备选答案，请选择1个最佳答案。共30~35道题（30~35分）。

1. 患者，女，66岁，反复发作胸痛2年，突发左侧胸闷痛3小时持续不缓解，形寒畏冷，四肢不温，冷汗自出，伴心悸，气短，舌紫黯，苔白，脉沉紧，其治疗方剂宜首选
   A. 真武汤加减
   B. 参附龙牡汤加减
   C. 当归四逆汤合苏合香丸加减
   D. 生脉散合左归饮加减
   E. 补阳还五汤加减

2. 患者女性，66岁。慢性咳喘病史30余年，1年来出现双下肢浮肿，1周前出现咳喘加重。查体：发绀，桶状胸，剑突下可见心尖搏动，心率129次/分，律齐，肝肋下2cm，双下肢浮肿（+）。血常规：白细胞$13.66\times10^9/L$。胸X线片显示：肺气肿征，右心室增大，肺纹理增重。应首先考虑的诊断是
   A. 慢性肺源性心脏病代偿期
   B. 急性发作慢性支气管炎合并肺气肿
   C. 慢性阻塞性肺疾病
   D. 慢性肺源性心脏病失代偿期
   E. 支气管哮喘

3. 患者，女，59岁，多于夜晚发热，口燥咽干，但不多饮，面色萎黄或晦暗，舌质青紫有瘀斑，脉弦，治疗时应
   A. 解郁泻热
   B. 活血化瘀
   C. 理气行中
   D. 利湿清热
   E. 益气养血

4. 王某，女性，71岁。高血压病30余年，3天前出现心悸，气短，倦怠乏力，面色苍白，动辄汗出，头晕，面颧黯红，夜寐不安，口干，舌质红，苔薄白，脉细数无力。应首选方剂为
   A. 三子养亲汤合真武汤加减
   B. 参附龙牡汤加味
   C. 生脉散合酸枣仁汤加味
   D. 人参养荣汤合桃红四物汤加减
   E. 炙甘草汤加减

5. 患者，女，66岁。突然昏倒，不省人事，目合口张，鼻鼾息微，手撒肢冷，汗多，二便失禁，肢体软瘫；舌痿，脉细微。治宜
   A. 辛凉开窍，清热化痰
   B. 辛凉开窍，清肝息风
   C. 回阳固脱
   D. 滋补肝肾，息风通络
   E. 祛风、养血、通络

6. 患者，女，24岁，贫血原因不明。试服铁剂治疗2周后复查血象，网织红细胞上升达6%，但未见血红蛋白增加，镜检见红细胞大小不等，中心淡染区扩大。考虑为
   A. 急性白血病
   B. 再生障碍性贫血
   C. 缺铁性贫血
   D. 巨幼细胞贫血
   E. 阵发性睡眠性血红蛋白尿

7. 患者，女，25岁。颈部两侧方有一肿块，肿块较小约黄豆大，应辨证为
   A. 瘿病
   B. 瘿瘤
   C. 瘰疬
   D. 瘿气

E. 消渴

8. 患者，女，68 岁。素有咳喘宿痰，多湿多痰，此次剧烈咳嗽后突然昏倒，喉有痰声，舌苔白腻，脉沉滑，治疗时应选主方为
A. 二陈汤
B. 导痰汤
C. 独参汤
D. 五磨饮子
E. 神术散

9. 支气管哮喘持续状态是指
A. 持续发作 10 小时才缓解
B. 持续发作 16 小时才缓解
C. 持续发作 24 小时以上不能缓解
D. 持续发作 12 小时才缓解
E. 持续发作 24 小时才缓解

10. 可用于治疗外邪陷里而成之痢疾，并谓之“逆流挽舟”法的方剂是
A. 参苏饮
B. 再造散
C. 败毒散
D. 葛根芩连汤
E. 防风通圣散

11. 气虚外感风寒，内有痰湿之证，治宜选用的方为
A. 桂枝汤
B. 参苏饮
C. 定喘汤
D. 败毒散
E. 大青龙汤

12. 专治脾肺气虚的药组是
A. 鹿茸、紫河车、淫羊藿
B. 党参、黄芪、太子参
C. 熟地黄、山茱萸、山药
D. 当归、牡丹皮、白芍
E. 杜仲、续断、仙茅

13. 补气养阴，清火生津，首选的药物是
A. 山药
B. 西洋参
C. 沙参
D. 太子参
E. 玄参

14. “阴胜则阳病”的理论基础是
A. 阴阳的对立制约
B. 阴阳的相互依存
C. 阴阳的相互促进
D. 阴阳的相互转化
E. 阴阳的相互为用

15. “动极者镇之以静，阴亢者，胜之以阳”所说明阴阳之间的关系是
A. 阴阳对立
B. 阴阳互根
C. 阴阳平衡
D. 阴阳转化
E. 阴阳制约

16. 患者，女，32 岁，患系统性红斑狼疮，皮肤红斑。现症见：低热，口苦纳呆，两胁胀痛，月经提前，经血暗紫带块，黄疸，肝大，皮肤红斑，舌质紫，脉弦。其中医证型是
A. 阴虚内热
B. 气血两亏
C. 瘀热伤肝
D. 瘀热痹阻
E. 气营热盛

17. 患者，女，30 岁，指间关节红肿疼痛。诊断类风湿关节炎最有意义的实验室指标是
A. 血清抗链球菌溶血素“O”阳性
B. 抗链球菌激酶 ASK 阳性

C. 抗透明质酸 AH 酶阳性
D. 血沉加快
E. 类风湿因子阳性

18. 慢性肺心病发病机制中引起肺动脉高压的主要原因是
A. 长期缺氧及高碳酸血症
B. Hp 感染
C. 气流阻塞
D. 细菌感染
E. 支气管哮喘

19. 有关慢性肺心病处理不妥的是
A. 烦躁不安使用镇静剂
B. 改善肺泡通气
C. 持续低流量给氧
D. 改善营养状况
E. 控制心律失常

20. 缺血性贫血的主要原因是
A. 饮食结构不合理
C. 长期腹泻
D. 胃大部切除术
D. 慢性失血
E. 萎缩性胃炎

21. 患者男性，40 岁，近 5 个月来觉头晕，心悸，气短，伴疲乏无力，逐日加重，无偏食，1 年前因溃疡病行胃次全切除术。今查 Hb 60g/L，RBC 3.5×10^{12}/L，网织红细胞 0.005，诊为缺铁性贫血。其最有可能的病因是
A. 铁吸收不良
B. 需铁量增加
C. 铁利用障碍
D. 铁摄入不足
E. 慢性失血

22. 地西泮作为癫痫持续状态治疗的首选药物，其应注意的副作用是
A. 血压急剧下降
B. 心律失常
C. 肝肾毒性
D. 呼吸抑制
E. 损伤胃黏膜

23. 经常用于地西泮控制后防止癫痫复发的药物是
A. 德巴金
B. 苯妥英钠
C. 氯硝西泮
D. 卡马西平
E. 异戊巴比妥钠

24. 慢性肾小球肾炎高血压的治疗目标是将血压控制在
A. <140/90mmHg
B. <130/80mmHg
C. <130/90mmHg
D. <140/80mmHg
E. <140/70mmHg

25. 慢性肾小球肾炎对尿蛋白的治疗目标是争取减少至
A. <2g/d
B. <0.5g/d
C. <1.5g/d
D. <1g/d
E. <0.8g/d

26. 慢性肺心病发生的关键环节是
A. 肺动脉高压
B. 左心室肥厚
C. 心功能不全
D. 体循环瘀血
E. 肺循环瘀血

27. 患者女性，36 岁，诉头昏乏力半年余。血常规：白细胞 6.33×10^9/L，分类正常，血小板 127×10^9/L，血红蛋白 78g/

L，月经正常，有反复痔疮出血史2年。诊为缺铁性贫血，予以口服铁剂治疗。为根治贫血，同时建议其应进行的治疗是

A. 输血
B. 长期铁剂治疗
C. 多食富含铁的食物
D. 常做大便潜血试验
E. 治疗痔疮

28. 患者，女，66岁，既往有心肌梗死病史，伴房颤病史10余年。1小时前突然口角斜，口齿不清，伴左上肢无力来诊。最有可能的诊断是

A. 脑出血
B. 腔隙脑梗死
C. 蛛网膜下腔出血
D. 脑栓塞
E. TIA

29. 患者，女，59岁。烦渴多饮，口干舌燥，尿频量多，舌边尖红，苔薄黄，脉洪数，治疗时宜选用

A. 玉女煎
B. 消渴方
C. 六味地黄丸
D. 金匮肾气丸
E. 四君子汤

30. 患者，女，79岁，突然出现口角右偏，左手不能持物，伴左下肢不能行走半天，言语失常，送诊过程中自行缓解。查体：鼻唇沟对称，左侧鼻唇沟浅，伸舌稍向左偏，左侧上下肢肌力4级。其可能的诊断是

A. 脑血栓
B. 脑栓塞
C. 短暂性脑缺血发作
D. 脑出血
E. 蛛网膜下腔出血

31. 在支气管哮喘临床表现不典型时，以下哪项可助诊断

A. 支气管激发试验阳性
B. 支气管舒张试验阳性
C. 昼夜PEF变异率≥20%
D. 血象见嗜酸粒细胞增多
E. 肺CT

32. 干性支气管扩张的症状有

A. 慢性咳嗽
B. 咳大量脓痰
C. 反复肺部感染
D. 反复咯血
E. 气短

33. 下列关于舒张性心力衰竭的治疗不正确的是

A. 应用β受体阻滞剂，改善心肌顺应性
B. 应用钙通道阻滞剂，改善心肌主动舒张功能
C. 应用血管紧张素转换酶（ACE）抑制剂
D. 对肺瘀血明显者，应用硝酸盐制剂
E. 在无收缩功能障碍的情况下，应用正性肌力药

34. 慢性肺心病导致心力衰竭的原因中以下最重要的是

A. 肺动脉压升高，超过右心负荷
B. 缺氧
C. 血容量增多
D. 黏稠度增高
E. 反复肺部感染

35. 下列厥证的病机说法错误的是

A. 心病则神明失用
B. 肝病则气郁气逆
C. 肺病则气冲上逆
D. 脾病清阳不升
E. 肾病精气不能上注

二、多选题（每题2个得分点）

以下每道考题有5个备选答案，每题至少有2个正确答案，多选、少选、漏选均不得分。共15道题（30分）。

1. 慢性肾小球肾炎中医为本虚标实之证，本虚常见
   A. 肺肾脾虚
   B. 脾肾阳虚
   C. 肝肾阴虚
   D. 阴阳两虚
   E. 气阴两虚

2. 在下列缺铁性贫血的临床表现中，属于组织缺铁表现的是
   A. 注意力不集中
   B. 易感染
   C. 口腔炎
   D. 异食癖
   E. 食欲缺乏

3. 桂枝汤中休现“邪正兼顾，散收同用”的是哪两味药
   A. 桂枝
   B. 甘草
   C. 生姜
   D. 芍药
   E. 大枣

4. 患者，女，43岁。类风湿关节炎2年。现午后发热，盗汗，口干咽燥，手足心热，关节肿胀疼痛，小便赤涩，大便秘结，舌红少苔，脉细数，其中医治法是
   A. 清热化湿
   B. 养阴清热
   C. 祛风散寒
   D. 祛风通络
   E. 祛痰通络

5. 下列哪些疾病会引起癫痫
   A. 高血压脑病
   B. 肾功能衰竭
   C. 肺性脑病
   D. 胰岛细胞瘤
   E. 低血钙

6. 慢性肾小球肾炎中医为本虚标实之证，标实多为
   A. 湿
   B. 寒
   C. 瘀
   D. 浊
   E. 毒

7. 下列贫血属于典型小细胞低色素贫血的是
   A. 珠蛋白生成障碍性贫血
   B. 海洋性贫血
   C. 溶血性贫血
   D. 缺铁性贫血
   E. 铁幼粒细胞贫血

8. 关于痢疾，卜面叙述正确的是
   A. 特征为痢下赤白脓血，腹痛，里急后重
   B. 病因为外感时邪疫毒，内伤饮食不洁
   C. 病机为湿热、疫毒、寒湿结于肠腑
   D. 暴痢多实证
   E. 具有传染性和流行性

9. 在胰腺自身消化的连锁反应中起主要作用的酶是
   A. 胰淀粉酶
   B. 磷脂酶A
   C. 激肽释放酶
   D. 弹性蛋白酶
   E. 脂肪酶

10. 胃脘疼痛，痛有定处拒按，痛如针刺或刀割，舌紫暗，脉涩，宜选用
    A. 玉女煎

B. 泻心汤
C. 失笑散
D. 黄土汤
E. 丹参饮

11. 以下导致胁痛的病因中属“不通则痛”的是
A. 气滞
B. 血瘀
C. 湿热
D. 阴血不足
E. 气血两虚

12. 痢疾的治疗法则有
A. 初痢宜通
B. 久痢宜涩
C. 热痢宜清
D. 寒痢宜温
E. 寒热虚实夹杂者宜通涩兼施、温清并用。

13. 主要调节钙、磷代谢的激素有
A. 甲状旁腺素
B. $1,25-(OH)_2-D_3$
C. 甲状腺素
D. 糖皮质激素
E. PRL

14. 下列病因病机中属于急性胃炎而非慢性胃炎的是
A. 脾胃湿热
B. 胃阴不足
C. 胃络瘀阻
D. 寒邪客胃
E. 食积气滞

15. 慢性肾衰竭的发病机制包括
A. 肾单位高代谢
B. AngⅡ促进血压升高并诱导细胞增生
C. 尿素排泄异常过分堆积
D. 肾脏固有细胞减少
E. 二羟胆钙化醇不足

三、共用题干题（每个提问有1个得分点）

以下每道考题有2～6个提问，每个提问有5个备选答案，请选择一个最佳答案。共15～20问，注意总计有多少个提问，就得多少分（15～20分）。

（1～4题共用题干）

患者女性，34岁，近3个月来觉头晕，心悸，伴疲乏无力，逐日加重；月经过多3年，今查血常规呈小细胞低色素性贫血 Hb 65g/L，RBC $3.0\times10^{12}/L$，血片可见红细胞中心淡染区扩大，网织红细胞计数0.005，诊为缺铁性贫血。

1. 其最有可能的病因是
A. 铁吸收不足
B. 铁消耗过多
C. 铁吸收障碍
D. 外伤失血
E. 需铁量增大
2. 首选治疗措施是
A. 注射铁剂
B. 输血
C. 饮食治疗
D. 口服铁剂
E. 中药治疗
3. 若患者中医证见面色萎黄，口唇色淡，爪甲无泽，神疲乏力，食少便溏，恶心呕吐，苔薄白，脉细弱，其证型为
A. 脾胃虚弱证
B. 脾肾阳虚证
C. 虫积证
D. 心脾两虚证
E. 气血亏虚证
4. 选用下列何方进行治疗
A. 八珍汤合无比山药丸加减
B. 香砂六君子汤合当归补血汤加减
C. 八珍汤加减
D. 归脾汤加减

E. 八珍汤合化虫丸加减

(5~10 题共用题干)

患者女性，55 岁。两手指关节疼痛 2 年，间断发作，半年前出现两膝关节疼痛，伴手指关节晨起僵硬，活动不便，1 小时后缓解。

5. 未明确诊断，除下列哪项检查外该患者均需做
   A. 血沉
   B. C 反应蛋白
   C. 类风湿因子
   D. 影像学检查
   E. 尿常规
6. 若该患者检查血沉和 C 反应蛋白增高，RF（+），X 线显示手指关节间隙变窄，膝关节周围软组织肿胀影。该患者的诊断为
   A. 系统性红斑狼疮
   B. 骨关节炎
   C. 退行性关节炎
   D. 类风湿关节炎
   E. 反应性关节炎
7. 下列关于该病的治疗叙述错误的是
   A. 非甾体抗炎药应和其他药物联合应用
   B. 活动性溃疡禁用非甾体抗炎药
   C. 外科治疗无法根治
   D. 应用激素治疗的原则是小剂量、短疗程
   E. 甲氨蝶呤的疗程至少 3 个月
8. 气短乏力，语声低微，面色萎白，食少便溏，舌淡苔白，脉虚缓，方用
   A. 异功散
   B. 四君子汤
   C. 香砂六君子汤
   D. 参苓白术散
   E. 补中益气汤
9. 若证见呕吐痞闷，不思饮食，脘腹胀痛，消瘦倦怠，方用
   A. 六君子汤
   B. 四君子汤
   C. 香砂六君子汤
   D. 参苓白术散
   E. 补中益气汤
10. 方中组成为人参、黄芪、炙甘草、肉桂的为
   A. 保元汤
   B. 四君子汤
   C. 补中益气汤
   D. 玉屏风散
   E. 以上均不是

(11~15 题共用题干)

患者男，70 岁。患者既往脑梗死病史，1 天前突然出现失语，记忆力衰退，计算力下降，定向力失常；现症见：左侧肢体活动不利，左侧感觉障碍，表情呆滞，行动迟缓，口齿不清，腰膝酸软，食少纳呆，少气懒言，流涎，舌淡体胖，苔白，脉沉弱。

11. 其病证结合诊断是
   A. 血管性痴呆，脾肾两虚证
   B. 脑出血，肝肾阴虚证
   C. 脑梗死，心脾两虚证
   D. 蛛网膜下腔出血，肾阴亏虚证
   E. 腔隙性脑梗死，脾肾两虚证
12. 其中医治法是
   A. 补脾益肾，填精益髓
   B. 滋补肝肾，养元安神
   C. 温补脾肾，养元安神
   D. 补气养血，养心安神
   E. 健脾养心，安神定志
13. 治疗应首选的方剂是
   A. 七福饮
   B. 还少丹
   C. 沙参麦冬汤
   D. 左归丸
   E. 右归丸
14. 若患者出现呃逆不食，则可加的中药是
   A. 陈皮，半夏
   B. 党参，陈皮
   C. 半夏、黄芪

D. 干姜，吴茱萸
E. 茯苓，代赭石

15. 若患者出现夜尿频多，则可加的中药是
A. 党参，白术
B. 人参，小麦
C. 菟丝子，蛇床子
D. 党参，黄精
E. 茯苓，白术

(16～20 题共用题干)
患者男，59 岁。因消瘦、口渴、乏力半年并渐进加重就诊。空腹血糖 9.9mmol/L，尿糖阳性。现口渴引饮，饮食减少，精神不振，四肢乏力，体瘦，舌质淡红，苔白而干，脉弱。

16. 其可能的诊断是
A. 糖尿病
B. 血脂异常
C. 甲状腺功能亢进症
D. 甲状腺功能减退症
E. 肾上腺皮质功能亢进

17. 其治疗首选方剂是
A. 桃红四物汤
B. 消渴方
C. 六味地黄丸
D. 金匮肾气丸
E. 七味白术散

18. 其中医治法为
A. 清热润肺
B. 清胃泻火
C. 滋阴固肾
D. 益气健脾
E. 滋阴温阳

19. 若患者口渴明显，可加的中药是
A. 石斛，芦根
B. 麦冬，五味子
C. 天冬，麦冬
D. 丹皮，葛根
E. 天花粉，生地

20. 若患者出汗过多，可加的中药是
A. 五味子，山萸肉
B. 龙骨，牡蛎
C. 炙黄芪，麦冬
D. 麻黄根，浮小麦
E. 五味子，炙黄芪

四、案例分析题

每个案例至少有 3 个提问，每个提问多个备选答案，其中正确答案有 1 个或几个，每选择一个正确答案得 1 个得分点，每选择一个错误答案扣 1 个得分点，直至扣至本提问得分点为 0。注意：总计有多少个正确答案，就得多少分（15～20 分）。

(1～6 题共用题干)
女性，28 岁，发作性呼吸困难 6 年。发作时常先有鼻部发痒，3 日前受凉后咳嗽，接着出现呼吸困难、胸闷，并逐渐加重。查体：无发绀，呼吸困难以呼气为主，双肺广泛哮鸣音，肺底部少许湿啰音。现症见：喘粗气短，语声低微，自汗畏风，咳痰清稀色白，舌淡苔白，脉细弱。

1. 可能的诊断为
A. 支气管哮喘
B. 喘息性支气管炎
C. 心源性哮喘
D. 自发性气胸
E. 急性肺炎
F. 慢性支气管炎

2. 该患者长期反复发作易发生的并发症有
A. 肺不张
B. 气胸
C. 肺脓肿
D. 肺结核
E. 尘肺
F. 慢性支气管炎

3. 中医诊断为
A. 哮证
B. 喘证
C. 肺痈
D. 肺胀

E. 咳嗽

F. 肺痨

4. 中医辨证为

A. 脾虚证

B. 肺虚证

C. 肾虚证

D. 寒哮

E. 热哮

F. 风寒证

5. 对该患者的治疗目的是

A. 尽可能地保持肺功能正常

B. 控制症状，防止病情恶化

C. 维持正常活力

D. 减少发作

E. 避免治疗中的不良反应

F. 防止不可逆气道阻塞

6. 该患者预防复发的措施可选用

A. 去除原因和诱因

B. 用色甘酸二钠或噻哌酮

C. 抗原脱敏

D. 免疫抑制剂

E. 应用抗生素

F. 应用钙拮抗剂

中西医结合内科副主任/主任医师职称考试冲刺押题试卷

模拟试卷六

辽宁科学技术出版社
LIAONING SCIENCE AND TECHNOLOGY PUBLISHING HOUSE
拂石医典
FU SHI MEDBOOK

一、单选题（每题1个得分点）

以下每道考题有5个备选答案，请选择1个最佳答案。共30~35道题（30~35分）。

1. 男性患者，56岁，慢性肾脏病患者，平素严格控制钠盐摄入，近几日出现乏力、恶心、呕吐、眩晕等症状，遂就诊。检查发现血浆渗透压250mOsm/（kg·H_2O），血钠120mmol/L，诊为低钠血症；静脉滴注生理盐水治疗，2天后出现口渴、烦躁，肌张力增高，腱反射亢进，抽搐。实验室检查、脑电图、CT未见异常，尿比重1.030，血浆渗透压330mOsm/（kg·H_2O），血钠160mmol/L。应考虑的诊断是
   A. 浓缩性高钠血症
   B. 癫痫
   C. TIA
   D. 潴钠性高钠血症
   E. 特发性高钠血症

2. 患者，女，54岁，素有抑郁不畅，少言史。1天前因与他人争吵而突发呼吸短促，息粗气憋，胸闷痛，咽中如窒，苔薄，脉弦，治疗选方为
   A. 逍遥散
   B. 苏合香丸
   C. 半夏厚朴汤
   D. 四磨汤
   E. 五磨饮子

3. 患者，女，54岁，间断上腹疼痛3年，加重半年，疼痛发作与情绪、饮食有关。查体：上腹部轻压痛。胃镜：胃窦皱襞平坦，黏膜粗糙无光泽，黏膜下血管透见。应首先考虑的诊断是
   A. 消化性溃疡
   B. 胃出血
   C. 慢性浅表性胃炎
   D. 胃癌
   E. 慢性萎缩性胃炎

4. 患者青年女性，分娩后突然发生咯血，伴有呼吸困难，且日益加重。X线胸透见双侧肺内许多大小一致的致密阴影，直径均在1~2mm，多呈圆形、椭圆形，边界清晰，广泛而均匀地分布于两肺全肺野。应首先考虑的是
   A. 肺癌
   B. 小叶性肺炎
   C. 粟粒性肺结核
   D. 肺栓塞
   E. 子宫绒毛膜癌肺转移

5. 女性，51岁。间断心悸、胸闷、乏力，2年来多次做心电图检查，结果为窦性心动过缓，心率多在40~50次/分。近3个月有阵发性心动过速发作，未经心电图证实为何种心律失常。查体心率46次/分，律整，心界不大，考虑诊断为
   A. 窦性心动过缓
   B. 窦性心动过速
   C. 病态窦房结综合征
   D. 非阵发性交界区性心动过速
   E. 阵发性室上性心动过速

6. 患者，女，57岁。双肘、腕、手指近端指间关节肿痛3年，加重2个月，以类风湿关节炎收入院。经休息、治疗后病情缓解，下一步最主要采取的措施应为
   A. 嘱患者卧床休息，避免疲劳
   B. 指导患者循序渐进地进行功能锻炼
   C. 向患者做饮食指导，增进营养
   D. 向患者介绍如何观察药物疗效
   E. 介绍预防药物不良反应的方法

7. 患者，女，63岁。逐渐出现记忆障碍，以记忆力受损为主，掌握知识能力逐渐下降，社交能力下降，伴有言语困难，不能准确判断物品位置。考虑的诊断是
   A. 血管性痴呆
   B. 脑出血
   C. 腔隙性脑梗死
   D. Alzheimer 病
   E. 癫痫

8. 支气管扩张最主要的治疗是
   A. 保持锻炼增强肺活量
   B. 控制感染和保持呼吸道通畅
   C. 手术治疗
   D. 心理疏导治疗
   E. 针灸治疗

9. 下列不属于肺炎分类的是
   A. 按解剖学分类
   B. 按病因分类
   C. 按临床表现分类
   D. 按病程分类
   E. 按患病环境分类

10. 肺炎球菌肺炎引起的胸痛特点为
   A. 胸部闷痛
   B. 患侧剧烈针刺样胸痛
   C. 胸部胀痛
   D. 胸部隐痛
   E. 胸部走窜痛

11. 肺炎球菌肺炎首选的抗菌药物为
   A. 阿奇霉素
   B. 林可霉素
   C. 红霉素
   D. 青霉素
   E. 罗红霉素

12. 肺支原体肺炎的突出表现为
   A. 阵发性刺激性呛咳
   B. 寒战
   C. 咳脓痰
   D. 胸痛
   E. 高热

13. 支原体肺炎首选的抗菌药物是
   A. 大环内酯类
   B. 青霉素
   C. 四环素类
   D. 磺胺类
   E. 其他

14. 金黄色葡萄球菌肺炎的痰液特点是
   A. 棕色胶冻样
   B. 铁锈色
   C. 量大有脓臭味
   D. 粉红色乳样或脓性痰
   E. 咳清稀白痰

15. 在慢性胃炎时，属于癌前病变的是
   A. 浅表胃炎伴肠上皮化生
   B. 浅表胃炎伴脐状突起
   C. 萎缩胃炎伴肠上皮化生
   D. 萎缩胃炎伴重度不典型增生
   E. 萎缩胃炎伴幽门腺化生

16. 由大承气汤向小承气汤的调整属于
   A. 药味加减与药量增减变化
   B. 药味加减变化
   C. 剂型更换变化
   D. 药量加减与剂型更换变化
   E. 药量增减变化

17. 湿热瘀滞，肠痈初起方用
   A. 大承气汤
   B. 小承气汤
   C. 大黄附子汤
   D. 大黄牡丹汤
   E. 大陷胸汤

18. 具有润肺清心，养胃生津功效的药物是
A. 天冬
B. 石斛
C. 生地
D. 麦冬
E. 黄精

19. 白术的主治病证是
A. 气虚自汗
B. 阴虚盗汗
C. 阳虚冷汗
D. 高热大汗
E. 大汗亡阳

20. 下列关于五行生克规律的叙述，错误的是
A. 木为水之子
B. 火为土之母
C. 水为火之所不胜
D. 金为木之所胜
E. 木为土之所不胜

21. 口渴饮水不多，兼身热夜甚，心烦不寐，舌红绛，此属
A. 湿热证
B. 阴虚证
C. 营分证
D. 痰饮内停
E. 瘀血内停

22. 患者，女，55 岁。形体消瘦，关节变形，肌肉萎缩，筋脉拘急，腰膝酸软无力，眩晕，心悸气短，指甲淡白，舌淡苔薄，脉细弱。诊断为类风湿关节炎，治疗应首选的方剂是
A. 羌活胜湿汤
B. 四妙丸
C. 独活寄生汤
D. 桂枝芍药知母汤
E. 身痛逐淤汤

23. 患者，男，52 岁，患类风湿关节炎 3 年。现屈伸受限，肌肉刺痛，痛处不移，皮肤失去弹性，按之稍硬，肌肤紫黯，面色黧黑，舌质黯红、瘀斑，苔薄白，脉弦涩。其中医证型是
A. 阴虚内热证
B. 寒热错杂证
C. 湿热痹阻证
D. 痰瘀互结，经脉痹阻证
E. 肝肾亏损，邪痹筋骨证

24. 在支气管哮喘临床表现不典型时，以下哪项可助诊断
A. 支气管激发试验阴性
B. 支气管舒张试验阴性
C. 昼夜 PEF 变异率≥40%
D. 血象见嗜酸粒细胞增多
E. 以上皆是

25. 支气管扩张在肺部哪一部位较多见
A. 右下叶
B. 肺尖
C. 左下叶
D. 肺中部
E. 右上叶

26. 患者女性，33 岁，诉头昏乏力半年余。血常规：白细胞 $6.5\times10^9/L$，分类正常，血小板 $120\times10^9/L$，血红蛋白 78g/L，月经正常，有反复痔疮出血史 2 年。诊为缺铁性贫血，予以口服铁剂治疗，为根治贫血，同时建议其应进行的治疗是
A. 输血
B. 长期铁剂治疗
C. 多食富含铁的食物
D. 常做大便潜血试验
E. 治疗痔疮

27. 缺铁性贫血与慢性感染性贫血的鉴别要点是
A. 血清铁增高

B. 总铁结合力增高
C. 骨髓红系增生
D. 骨髓细胞外铁增多
E. 骨髓红系细胞内铁增多

28. 痫证症见发病前常有眩晕，头昏，胸闷，乏力，痰多，心情不悦。现突然跌倒，神志不清，抽搐吐涎，舌质红，苔白腻，脉弦滑有力。方用
A. 涤痰汤
B. 定痫丸
C. 导痰汤
D. 二陈平胃散
E. 龙胆泻肝汤

29. 脑出血和脑梗死最重要的危险因素是
A. 动脉硬化
B. 心脏病
C. 高血压
D. 低血压
E. 血脂异常

30. 慢性肾炎急性发作需与急性肾小球肾炎临床做出鉴别，其鉴别点在于
A. 慢性肾炎血清 C3 升高
B. 慢性肾炎血清 C3 降低
C. 急性肾炎早期血清 C3 升高
D. 急性肾炎血清 C3 一般无变化
E. 慢性肾炎血清 C3 一般无变化

31. 慢性肾小球肾炎患者，证见腰脊酸痛，神疲乏力，浮肿，纳呆，大便溏薄，尿频，舌质淡，有齿痕，脉细。其中医证型为
A. 肺肾气虚型
B. 脾肾阳虚型
C. 水湿型
D. 脾肾气虚型
E. 湿浊型

32. 胃食管反流病的抗反流手术的绝对指征是
A. 严格内科治疗无效
B. 虽经内科治疗有效，但患者不能耐受长期服药
C. 经扩张治疗后仍反复发作的食管狭窄
D. 确诊由反流引起的严重呼吸道疾病
E. Barrett 食管

33. 下列关于早期食管癌的说法错误的是
A. 临床症状不明显
B. 多为原位癌
C. 绝大多数为鳞状细胞癌
D. 出现局部淋巴转移
E. 及早手术预后好

34. 肝性脑病的发病机制，目前认为
A. 氨中毒学说
B. 假性神经递质学说
C. 血浆氨基酸失衡学说
D. 肝功能严重障碍时的低血糖
E. A + B + C

35. 患者，女性，22 岁。查体发现心尖区舒张中晚期低调的隆隆样杂音，常伴舒张期震颤，心率 69 次/分，律齐。超声心动图示二尖瓣瓣口面积 1.8cm^2，平时活动无明显异常。对该患者的处理应注意
A. 及时抗生素预防感染性心内膜炎
B. 尽早二尖瓣分离术
C. 洋地黄治疗
D. 利尿剂治疗
E. 避免剧烈的体力活动

二、多选题（每题 2 个得分点）

以下每道考题有 5 个备选答案，每题至少有 2 个正确答案，多选、少选、漏选均不得分。共 15 道题（30 分）。

1. 慢性肾小球肾炎的尿常规可见
A. 蛋白尿
B. 颗粒管型

C. 葡萄糖
D. 血尿
E. 酮体

2. 缺铁性贫血的血象特点是
A. 呈大细胞低色素性贫血
B. 平均红细胞体积 < 80fl
C. 血片中见中央淡染区扩大
D. 白细胞总数增高
E. 血小板计数增高

3. 下列药物，不是九味羌活汤组成部分的是
A. 黄芩
B. 当归
C. 防风
D. 葛根
E. 白芷

4. 患者，女，患系统性红斑狼疮 3 年，近 1 周病情加重，出现面部浮肿，全身灼热，肢厥，神昏谵语，昏聩不语，舌謇，舌鲜绛，脉细数。可用下列哪些药治疗
A. 清宫汤
B. 犀角地黄汤
C. 至宝丹
D. 安宫牛黄丸
E. 清瘟败毒饮

5. 类风湿关节炎寒热错杂证可能出现的症状有
A. 关节灼热疼痛
B. 形寒肢冷
C. 阴雨天疼痛加重
D. 得温则舒
E. 肌肤紫暗，面色黧黑

6. 癫痫发作的可能机制有
A. 神经元细胞膜电位异常
B. 中枢神经系统递质异常
C. 中枢神经细胞损坏
D. 神经胶质细胞功能异常
E. 免疫机制

7. 部分性发作分为单纯部分性发作和复杂部分性发作，其中单纯部分性发作又包含有运动症状的发作和有躯体感觉或特殊性感觉症状的发作，其中属于后者的是
A. 视觉性发作
B. 听觉性发作
C. 嗅觉性发作
D. 触觉性发作
E. 眩晕性发作

8. 关于胃痛与胃痞，下列正确的说法是
A. 胀甚者属胃痛
B. 胃痞时有隐痛
C. 胃痞起病较急
D. 就症状言胃痛与痞满常同时出现
E. 胃痞者压之无痛

9. 腺垂体功能减退症患者宜进的膳食为
A. 低脂肪
B. 高热量
C. 低盐
D. 高蛋白
E. 高维生素

10. 眩晕发病的病机有
A. 风
B. 痰
C. 虚
D. 瘀
E. 湿

11. 脾虚气弱型肌衄若久病及肾可用归脾汤加
A. 山茱萸
B. 菟丝子
C. 地榆
D. 续断
E. 鹿角胶

12.《外科正宗》指出瘿瘤主要病理是什么壅结而成
A. 气
B. 血
C. 痰
D. 湿
E. 瘀

13. 嘈杂之病因常有
A. 胃热
B. 胃虚
C. 血虚
D. 胃寒
E. 血瘀

14. 可能降低食管癌发病率的措施是
A. 食物中添加锌等微量元素
B. 粮食防霉
C. 饮水和食物中减少亚硝胺摄入
D. 经常喝酒
E. 改变食用刺激性、过烫、粗糙食物习惯

15. 患者，男性，54岁。近3个月来胸骨后疼痛，上腹烧灼感，近日出现吞咽哽塞，消瘦。为明确诊断，下列检查有意义的是
A. 幽门螺杆菌检查
B. X线钡餐检查
C. 心脏B超检查
D. 胃镜检查
E. 心电图

三、共用题干题（每个提问有1个得分点）

以下每道考题有2~6个提问，每个提问有5个备选答案，请选择一个最佳答案。共15~20问，注意总计有多少个提问，就得多少分（15~20分）。

（1~6题共用题干）

患者女，66岁。肾病综合征，反复全身水肿半年，全身乏力，腰痛。血压160/90mmHg，24小时尿中蛋白5.6g，血白蛋白16g/L，胆固醇 16.6mmol/L，TG 7.53mmol/L。K^+ 1.7mmol/L，Na^+ 169mmol/L。中医证见：面浮身肿，按之凹陷不起，心悸，气促，腰部冷痛，小便量少，形寒神疲，舌质淡胖，脉沉细。

1. 为确定病理类型，需要做的检查是
A. 肾功能测定
B. 肾B超
C. 肾活检
D. 双肾ECT
E. 静脉肾盂造影术

2. 对该患者使用利尿剂行利尿消肿治疗，应当使用
A. 氢氯噻嗪
B. 速尿
C. 丁脲胺
D. 氨苯蝶啶
E. 低分子右旋糖酐

3. 为减少患者尿蛋白量，应用
A. 糖皮质激素
B. 呋塞米
C. 环磷酰胺
D. 卡托普利
E. 麦考酚吗乙酯

4. 若该患者检查显示血浆白蛋白12g/L，应使用
A. 糖皮质激素
B. 肝素钠
C. 氯沙坦
D. 环磷酰胺
E. 硝苯地平

5. 该患者中医辨证属于
A. 肾阳衰微证
B. 脾虚湿困证
C. 湿热内蕴证
D. 水湿浸渍证
E. 阴阳两虚证

6. 该患者应用方剂为
A. 济生肾气丸合真武汤

B. 五皮饮合胃苓汤
C. 右归丸合五苓散
D. 越婢加术汤
E. 实脾饮合胃苓汤

（7～10 题共用题干）
患者女，17 岁。长期偏食，头晕心悸 1 年，面色苍白，乏力。辅助检查：Hb 98g/L，WBC 3.08 × 10^9/L，Plt 80 × 10^9/L，MCV 144fl，MCH 51pg，$VitB_{12}$ 25pmol/L，叶酸 2.9nmol/L，肝脾正常，骨髓象显示增生明显活跃，红系增生显著，巨幼变。
7. 最可能的诊断是
A. 缺铁性贫血
B. 巨幼细胞贫血
C. 再生障碍性贫血
D. 地中海贫血
E. 骨髓增生异常综合症
8. 其治疗方案应选择
A. 输血
B. 口服叶酸
C. 口服铁剂
D. 口服羟基脲片
E. 无需治疗，继续观察
9. 患者同时还需配合哪种治疗方案
A. 口服维生素 C
B. 口服维生素 K
C. 注射干扰素
D. 注射铁剂
E. 肌注维生素 B_{12}
10. 若患者有味觉、嗅觉降低症状，体格检查有肌张力增加现象，则应持续治疗
A. 2～5 个月
B. 3 个月到半年
C. 半年到 1 年
D. 1 年到 1 年半
E. 1 年半到 2 年

（11～14 题共用题干）
患者，女，24 岁，既往体健。1 周前出现发热，微恶风寒，头身疼痛，少汗，胸闷心悸，咽痛，咳嗽，口微渴，舌尖红，苔薄黄，脉浮数。体检：心率 112 次/分，心尖区第一心音减弱，心电图示窦性心动过速，部分导联 ST 段压低，查血示 CK－MB 及血清 TnI 明显增高，咽拭子检测出 CVB。
11. 其最可能的诊断是
A. 风湿性心脏病
B. 上呼吸道感染
C. 急性肾小球肾炎
D. 风湿热
E. 病毒性心肌炎
12. 该患者的中医证型是
A. 热毒侵心证
B. 湿毒犯心证
C. 心阴虚损证
D. 气阴两虚证
E. 阴阳两虚证
13. 其治疗应首选的方剂是
A. 银翘散
B. 白虎汤合五味消毒饮
C. 清营汤合犀角地黄汤
D. 青蒿鳖甲汤
E. 生脉散合补阳还五汤
14. 其中医治法应首选的是
A. 解毒化湿，宁心安神
B. 清热生津，泻火解毒
C. 清热解毒，宁心安神
D. 益气温阳，滋阴通脉
E. 益气养阴，宁心安神

（15～16 题共用题干）
李某，男，78 岁。肺气肿病史 30 年，长期咳嗽、咳痰，伴气短喘憋。近 3 天来病情加重。现症见：呼吸困难，浅短难续，张口抬肩，咳嗽，痰白如沫，心悸，气喘，夜间不能平卧，形寒汗出，舌质黯紫，苔白润，脉沉细无力。实验室检查中血气分析示 PaO_2 50mmHg，$PaCO_2$ 60mmHg，pH 7.30。
15. 其病证结合的诊断是

A. 支气管扩张，痰浊阻肺证
B. 急性呼吸窘迫综合征，脾肾阳虚证
C. 肺炎，肺脾气虚证
D. 慢性呼吸衰竭，肺肾气虚证
E. 慢性呼吸衰竭，脾肾阳虚证

16. 其治疗的首选方剂是
A. 涤痰汤合至宝丹
B. 补肺汤合参蛤散
C. 真武汤合五苓散
D. 补肺汤合独参汤
E. 二陈汤合三子养亲汤

四、案例分析题

每个案例至少有3个提问，每个提问多个备选答案，其中正确答案有1个或几个，每选择一个正确答案得1个得分点，每选择一个错误答案扣1个得分点，直至扣至本提问得分点为0。注意：总计有多少个正确答案，就得多少分（15~20分）。

（1~4题共用题干）

患者，女性，37岁。1周前出现颧部红斑，四肢皮疹，伴持续低热，两膝关节疼痛，自服抗生素及布洛芬未见好转，遂就诊。查体：面部红斑，对称分布，体温38.5℃，轻度心律不齐，腹部轻度压痛，双下肢无水肿，双侧病理征阴性。白细胞 $4.78\times10^9/L$，血红蛋白82g/L，血小板 $79\times10^9/L$，C反应蛋白升高，血沉增高，C补体C3、C4降低，ANA（+）。

1. 为进一步明确诊断及评估预后，预防并发症，该患者还可做的检查有
A. 抗dsDNA
B. 狼疮带试验
C. 骨X线平片
D. 头颅CT
E. 细菌培养
F. 甲状腺
G. 尿常规

2. 其治疗药物可选
A. 强的松
B. 环磷酰胺
C. 甲泼尼龙
D. CD20单抗
E. 哌拉西林
F. 甲氨蝶呤
G. 青霉素G

3. 若该患者中医证见高热，面赤，皮肤红斑，咽干，口渴喜冷饮，尿赤而少，关节疼痛，舌红绛，苔黄，脉滑数，辨证为
A. 脑虚瘀热证
B. 瘀热痹阻证
C. 气营热盛证
D. 阴虚内热证
E. 血热证
F. 痰瘀互结证
G. 瘀热伤肝证

4. 其首选方剂为
A. 犀角地黄汤
B. 清营汤
C. 清宫汤
D. 安宫牛黄丸
E. 茵陈篙汤
F. 黄连清心饮
G. 清瘟败毒饮

（5~7题共用题干）

患者，男性，66岁。反复发作胸闷疼痛5年，加重3小时。查体：心率88次/分，血压145/76mmHg，心脏未闻及明显杂音，双肺呼吸音清，无明显干湿啰音；腹软，无压痛、反跳痛及肌紧张，肝脾正常。

5. 为明确患者诊断应立即进行的检查有
A. 心电图
B. 心脏超声心动图
C. 胸部X线检查
D. 心肌坏死标志物
E. MRI
F. 运动平板负荷试验

6. 予患者做上述一系列检查后，结果回示：心电图多导联ST段压低0.4mV，胸部X

线检查未见异常，cTn 增高。应考虑的诊断是

A. 不稳定型心绞痛
B. 肥厚型心肌病
C. 急性 ST 段抬高型心肌梗死
D. 非 ST 段抬高型心肌梗死
E. 高血压心脏病
F. 冠状动脉粥样硬化

7. 明确诊断后应予以患者的治疗有

A. 解除疼痛
B. 抗血小板治疗
C. 抗凝治疗
D. 抗血小板负荷后行冠脉造影
E. 急诊 PCI
F. 立即溶栓

中西医结合内科副主任/主任医师职称考试冲刺押题试卷

模拟试卷七

辽宁科学技术出版社
LIAONING SCIENCE AND TECHNOLOGY PUBLISHING HOUSE
拂石医典
FU SHI MEDBOOK

一、单选题（每题1个得分点）

以下每道考题有5个备选答案，请选择1个最佳答案。共30~35道题（30~35分）。

1. 患者，女，55岁，反复低热，伴小关节肿痛1年。WBC 8.0×10^9/L，Hb 100g/L，Plt 250×10^9/L，ANA（－），RF（＋）。经多种抗生素正规治疗无效，正确的诊断是
   A. 骨性关节炎
   B. 干燥综合征
   C. 多发性肌炎
   D. 风湿热
   E. 类风湿关节炎

2. 患者女性，71岁。原有慢性肺心病，因感冒出现发热、咳嗽、咳脓痰，呼吸困难加重，1天前出现神志不清，查血压120/70mmHg，无病理反射及神径系统定位体征，可能的诊断是
   A. 肺心病右心衰竭
   B. 肺心病电解质紊乱
   C. 肺性脑病
   D. 肺心病合并脑梗死
   E. 肺心病代偿期

3. 患者，青年女性，恶寒，高热，咳嗽，胸痛1天就诊。检查：血压106/69mmHg，脉搏109次/分，X线胸片示右上肺大片片状阴影，呈肺段分布，血白细胞18.83×10^9/L。其下列最可能诊断是
   A. 肺脓肿
   B. 病毒性肺炎
   C. 支原体肺炎
   D. 休克型肺炎
   E. 肺炎球菌肺炎

4. 患者，女，50岁，有“冠心病”史6年余。现症见左胸疼痛如绞，怕凉，手足不温，冷汗自出，短气，心悸，苔白，脉沉紧。治宜
   A. 活血化瘀
   B. 通阳散寒
   C. 理气和血舒脉
   D. 通阳泄浊，豁痰开结
   E. 补益阳气，温振心阳

5. 患者，女，56岁，间断上腹部隐痛或不适10余天。1周前服用阿司匹林，左上腹部疼痛加重，昨天黑便2次。此病例考虑诊断为
   A. 食管静脉曲张破裂出血
   B. 急性胃炎出血
   C. 反流性食管炎出血
   D. 食管贲门黏膜撕裂综合征
   E. 消化性溃疡出血

6. 患者，女，55岁，厌食和上腹部胀痛并进行性加重1年，进食发噎，日益消瘦。查体：面色苍白，舌质红，苔白，脉弦。治疗应首选的方剂是
   A. 柴胡疏肝散
   B. 开郁二陈汤
   C. 八珍汤
   D. 理中汤
   E. 玉女煎

7. 患者，女，35岁。2个月前开始常感颜面烘热，汗出恶风，腰背冷痛，头晕耳鸣，舌质淡，苔薄白，脉沉细。其治法是
   A. 滋肾养肝，佐以潜阳
   B. 滋肾柔肝，育阴潜阳
   C. 滋肾育阴，宁心安神
   D. 益阴扶阳
   E. 温肾扶阳

8. 患者男，66 岁，1 年前左手出现“搓丸样”动作，难以自制，劳作时则不明显。后逐渐加重，并逐渐出现四肢肌强直，行动迟缓，步态不稳，表情变化减少。中医证见气短乏力，自汗，口角时有流涎，舌胖，苔白，脉细。其首选方剂为
A. 八珍汤合天麻钩藤饮
B. 还少丹
C. 七福饮
D. 六君子汤合归脾汤
E. 补阳还五汤

9. 女性，66 岁，慢性肺心病急性加重，并发感染性休克，尿少，最可能的酸碱失衡是
A. 呼吸性酸中毒
B. 代谢性酸中毒
C. 呼吸性碱中毒合并代谢性酸中毒
D. 呼性酸中毒合并代谢性酸中毒
E. 呼性酸中毒合并代谢性碱中毒

10. 患者，男，50 岁。阵发性腹痛 1 天，伴恶心呕吐，无排便，少量排气。查体：腹胀，时见肠型及蠕动波，腹软，无腹膜刺激征。舌红苔薄白，脉沉弦。其治法是
A. 通里攻下，行气止痛
B. 疏肝理气，活血化瘀
C. 清热解毒，活血化瘀
D. 通里攻下，行气散结，活血逐饮
E. 通里攻下，行气散结，攻水逐饮

11. 患者，女，58 岁。心悸；气短，面色苍白，形寒肢冷，劳则尤甚，神疲体倦，舌质淡，脉弱，治疗时应
A. 补益肺气，养心安神
B. 养血宁心，安神定悸
C. 健脾益气，养心安神
D. 温补心阳，安神定悸
E. 益气补肾，养血宁心

12. 患者，男，55 岁，已诊断腔隙性脑梗死。现症见手足麻木，肌肤不仁，言语不利，口角流涎，舌质淡黯，苔薄白，脉浮弦。其基本选方中不包含的药物是
A. 丹皮
B. 桃仁
C. 川芎
D. 红花
E. 赤芍

13. 患者，女，22 岁，3 周前因上呼吸道感染发热 5 天。近日胸闷，心悸，气短伴头晕，全身乏力。查体：体温 37°C，脉搏 70 次/分，血压 96/60mmHg，咽充血，双肺清，未闻及啰音，心脏不大，心律不齐，心率 76 次/分，第一心音低钝，ECG 示频发室性期前收缩，短阵室性心动过速。其诊断应首先考虑的是
A. 病毒性心肌炎
B. 冠心病
C. 扩张型心肌病
D. 急性风湿病
E. 克山病

14. 患者，女，68 岁，因突然意识丧失伴口眼歪斜送急诊，诊断为脑出血。现症见：舌强，言语不利，口眼歪斜，偏身麻木，口黏痰多，腹胀便秘，头晕目眩，舌红苔黄腻，脉弦滑。其中医治疗首选方剂是
A. 天麻钩藤饮
B. 真方白丸子星
C. 星蒌承气汤
D. 镇肝熄风汤
E. 血府逐瘀汤

15. 女孩，10 岁，吃午饭时突然停止，双目凝视，手中的碗筷掉落，口角出现细小颤动，持续约 20 秒后立即清醒，应诊断为

A. 强直发作
B. 失神发作
C. 肌阵挛发作
D. 精神性发作
E. 单纯部分性运动性发作

16. 患者，女，55 岁，慢性肾衰竭 7 年，血压 166/96mmHg。现中医症见头晕头痛，耳鸣眼花，两目干涩，视物模糊，口干咽燥，渴而喜饮，腰膝酸软，尿少色黄，舌淡红少津，苔薄白，脉弦。治疗应首选的方剂是
A. 杞菊地黄汤
B. 天麻钩藤饮
C. 镇肝熄风汤
D. 六味地黄丸
E. 一贯煎

17. 胃肠燥热，津液不足，大便干燥而小便频数者，治宜选用
A. 润肠丸
B. 五仁丸
C. 小承气汤
D. 麻子仁丸
E. 增液承气汤

18. 寓“润下”于“温补”的方剂是
A. 五仁丸
B. 十枣汤
C. 济川煎
D. 温脾汤
E. 大黄附子汤

19. 治疗肾阳不足，肠燥津枯便秘的药物是
A. 巴戟天
B. 肉苁蓉
C. 仙茅
D. 淫羊藿
E. 胡芦巴

20. 具有疗伤续断，活血祛瘀止痛功效的药物是
A. 杜仲
B. 桑寄生
C. 五加皮
D. 续断
E. 狗脊

21. 下列哪种舌象变化不可能是生理现象
A. 儿童舌质偏淡
B. 女性月经期舌质偏红
C. 老年人舌质偏暗
D. 冬季舌面偏润
E. 小儿出现吐弄舌

22. 苔质致密，颗粒细小，融合成片，属
A. 滑苔
B. 腐苔
C. 腻苔
D. 润苔
E. 燥苔

23. 类风湿关节炎患者，发热，口苦，饮食无味，恶心，泛泛欲吐，下肢关节肿痛，沉重酸胀，全身困乏无力，浮肿，舌苔黄腻，脉滑数。治疗应首选的方剂是
A. 青蛾丸
B. 丁氏清络饮加减
C. 身痛逐瘀汤
D. 四妙丸
E. 指迷茯苓丸

24. 类风湿关节炎（RA）发作的高峰年龄在
A. 10 岁以内
B. 10～15 岁
C. 16～35 岁
D. 35～50 岁
E. 50～65 岁

25. 肺炎球菌肺炎引起的胸痛特点为

A. 胸部闷痛
B. 患侧剧烈针刺样胸痛
C. 胸部胀痛
D. 胸部隐痛
E. 以上均是

26. 肺癌常见转移部位是
A. 腋窝淋巴结
B. 耳后淋巴结
C. 耳前淋巴结
D. 锁骨上淋巴结
E. 颌下淋巴结

27. 女性，42 岁，主诉头晕、乏力，2 年来月经量多，未触及浅表淋巴结及肝脾，血红蛋白 64g/L，白细胞 $8.5 \times 10^9/L$，血小板 $165 \times 10^9/L$，血片可见红细胞中心淡染区扩大，网织红细胞 0.005。诊断为缺铁性贫血，给予口服铁剂治疗，治疗效果反应最早的指标是
A. 血小板数量
B. 网织红细胞计数
C. 血红蛋白含量
D. 铁蛋白浓度
E. 卟啉浓度

28. 患者，女，25 岁。长期月经过多导致贫血。治疗月经过多的同时试服铁剂治疗 1 周后复查血象，网织红细胞上升达 7%，但未见血红蛋白增加，镜检见红细胞大小不等，中心淡染区扩大，继续服用铁剂 2 周后血红蛋白增加。考虑为
A. 地中海贫血
B. 阵发性睡眠性血红蛋白尿
C. 巨幼细胞贫血
D. 再生障碍性贫血
E. 缺铁性贫血

29. 短暂性脑缺血发作的中医主要病机是
A. 气滞血瘀
B. 气虚血瘀
C. 痰火上扰
D. 肝风内动
E. 清窍失养

30. 颈内动脉系统 TIA 的特征性改变是
A. 病变对侧一过性失聪
B. 病变侧单侧耳鸣
C. 病变侧单眼一过性黑朦
D. 病变对侧单眼一过性黑朦
E. 双眼一过性黑朦

31. 慢性肾小球肾炎本证中的肺肾气虚证治法是
A. 补益肺肾
B. 补肾纳气
C. 补中益气
D. 益气养阴
E. 滋阴润肺

32. 肾病综合征为一组常见于哪一部位疾病的临床证候群
A. 肾小管
B. 肾小球
C. 肾小囊
D. 肾皮质
E. 肾盂

33. 关于肝硬化的饮食不正确的是
A. 高热量
B. 高蛋白质
C. 高盐
D. 高维生素
E. 易消化

34. 下面哪项很少发生肝性脑病
A. 血吸虫病性肝纤维化
B. 药物性肝病
C. 病毒性肝炎肝硬化
D. 重症病毒性肝炎

E. 中毒性肝炎

35. 引起肝性脑病最多见的原因是
A. 肝硬化
B. 中毒性肝炎
C. 药物性肝炎
D. 原发性肝癌
E. 严重胆道感

二、多选题（每题 2 个得分点）

以下每道考题有 5 个备选答案，每题至少有 2 个正确答案，多选、少选、漏选均不得分。共 15 道题（30 分）。

1. 大发作的特征是
A. 意识丧失
B. 感觉丧失
C. 单侧肢体抽搐
D. 全身对称性抽搐
E. 暂时性瘫痪

2. 对于胰岛素瘤的叙述正确的是
A. 90% 以上见于胰腺
B. 80% 以上为腺瘤
C. 可为家族性
D. 可与甲状旁腺瘤和垂体瘤并存
E. 肿瘤多数较小

3. 下列哪些是类风湿关节炎活动期的中医证型
A. 湿热痹阻证
B. 阴虚内热证
C. 瘀血痹阻证
D. 阴寒凝滞证
E. 寒热错杂证

4. 九味羌活汤的功用是
A. 散寒解表
B. 祛寒除湿
C. 发汗祛湿
D. 清里热
E. 疏风散热

5. 小青龙汤中不包括的药物是
A. 麻黄
B. 杏仁
C. 芍药
D. 细辛
E. 桔梗

6. 缺铁性贫血中医证见面色萎黄，食欲不振，恶心欲吐，胃脘部不适，脘腹胀满，食后腹胀，大便稀薄，舌质淡，舌苔薄腻，脉象细弱。宜选用的方剂是
A. 香砂养胃丸
B. 补中益气汤
C. 当归补血汤
D. 黄土汤
E. 香砂六君子汤

7. 慢性肾炎患者的临床体征有
A. 心率加快
B. 水肿
C. 高血压
D. 腹大
E. 贫血

8. 胃痛日久不愈，可发展为
A. 虚劳
B. 癥瘕
C. 噎膈
D. 血证
E. 胃癌

9. 腹痛的病因有
A. 寒邪侵袭
B. 饮食不节
C. 情志失调
D. 脾阳衰惫
E. 肾阳不足

10. 关于内科腹痛的鉴别诊断，正确的说法是
   A. 内科的腹痛先发热后腹痛
   B. 霍乱腹痛伴米泔样的粪便
   C. 痢疾腹痛伴里急后重
   D. 有明显压痛
   E. 疼痛有定处

11. 胃痞的发生，与下列哪些因素有关
   A. 脉浮紧，而复下之
   B. 伤寒大下后，复发汗
   C. 酒积杂病，下之太过
   D. 忧思伤脾
   E. 怒气暴伤

12. 噎膈的治疗原则有
   A. 开郁化痰，润燥降气
   B. 滋阴清热，润燥生津
   C. 破结行瘀，滋阴养血
   D. 滋阴养血润燥
   E. 温补脾肾

13. 阳黄湿重于热型宜选用
   A. 茵陈蒿汤
   B. 甘露消毒丹
   C. 茵陈术附汤
   D. 麻黄连翘赤小豆汤
   E. 茵陈五苓散

14. CD_3^+T 细胞升高可见于
   A. 甲状腺功能亢进症
   B. SLE
   C. 慢性淋巴细胞性甲状腺炎
   D. 重症肌无力
   E. AIDS

15. 下列属于 TIA 痰瘀互结、阻滞脉络证证候的是
   A. 渐觉不遂，偶有肢体掣动
   B. 头晕目眩，头重如蒙
   C. 猝然半身不遂，移时如常
   D. 肢体麻木，胸脘痞闷
   E. 多梦健忘，心中烦热

三、共用题干题（每个提问有 1 个得分点）

以下每道考题有 2 ~ 6 个提问，每个提问有 5 个备选答案，请选择一个最佳答案。共 15 ~ 20 问，注意总计有多少个提问，就得多少分（15 ~ 20 分）。

（1 ~ 5 题共用题干）

患者，女，33 岁，因皮肤瘀斑 2 周来诊。症见面色苍白，乏力，头晕，尿隐血试验阳性。实验室检查红细胞 $3 \times 10^{12}/L$，白细胞 $2.66 \times 10^{9}/L$，血小板 $23 \times 10^{9}/L$，肝脾正常。

1. 首先考虑诊断为哪种疾病
   A. 巨幼细胞贫血
   B. 过敏性紫癜
   C. 溶血性贫血
   D. 血小板减少性紫癜
   E. 再生障碍性贫血
2. 治疗中下列哪项药物该患者不能使用
   A. 酚磺乙胺
   B. 环孢素
   C. 氨基己酸
   D. 司坦唑醇
   E. EPO
3. 患者在接受正常西医治疗的同时寻求中医治疗，现症见面色苍白，唇甲色淡，心悸乏力，颧红盗汗，手足心热，口渴思饮，腰膝酸软，牙龈出血明显，便结，舌质淡，苔薄，脉细数。属于哪种证型
   A. 肾阳亏虚证
   B. 肾阴虚证
   C. 肾虚血瘀证
   D. 肾阴阳两虚证
   E. 气血两虚证
4. 中医治疗该病应用下列何方
   A. 右归丸合当归补血汤加减
   B. 左归丸、右归丸合当归补血汤加减
   C. 八珍汤合当归补血汤加减

D. 左归丸合当归补血汤加减

E. 六味地黄丸合当归补血汤加减

5. 患者经过治疗后，下列除哪项外均是基本治愈的标准

A. 贫血和出血症状消失

B. 随访 3 个月以上未复发

C. 血红蛋白 >120g/L

D. 中性粒细胞达到 1.5×10^9/L

E. 血小板达 100×10^9/L

（6~9 题共用题干）

安神剂适用于神志不安病证，根据虚实不同有重镇安神与补养安神之别。

6. 功能镇心安神、清热养血的方剂是

A. 磁珠丸

B. 朱砂安神丸

C. 天王补心丹

D. 酸枣仁汤

E. 养心汤

7. 功能重镇安神，交通心肾的是

A. 磁珠丸

B. 朱砂安神丸

C. 天王补心丹

D. 酸枣仁汤

E. 养心汤

8. 主治阴虚血少，神志不安证的是

A. 磁珠丸

B. 朱砂安神丸

C. 天王补心丹

D. 酸枣仁汤

E. 养心汤

9. 主治肝血不足，虚热内扰证的是

A. 磁珠丸

B. 朱砂安神丸

C. 天王补心丹

D. 酸枣仁汤

E. 养心汤

（10~12 题共用题干）

患者，男，55 岁。1 周前劳累后出现咽喉肿痛，发热，伴有呕吐，口服退烧药及抗生素未见好转，2 天后出现小便量少，急诊测 24 小时尿量不足 400ml，血肌酐连续 3 天升高。实验室检查：血肌酐 566.2μmol/L，尿素氮 27.3mmol/L。现中医证见小便闭塞不通，恶心，口臭，舌苔黄腻。

10. 其最可能的诊断是

A. 肺炎

B. 急性肾盂肾炎

C. 急性肾衰

D. 急性上呼吸道感染

E. 慢性肾衰

11. 其中医证型是

A. 湿浊证

B. 中焦湿热证

C. 下焦湿热证

D. 水气证

E. 肝风证

12. 治疗应首选的方剂是

A. 黄连解毒汤

B. 四妙丸

C. 黄连温胆汤

D. 五皮饮

E. 天麻钩藤饮

（13~15 题共用题干）

患者，男，72 岁。1 天前突然自觉右手不能持物，伴右下肢无力，1 小时后好转。今日再次发作，并伴有部分视野缺损，遂就诊。现症见：右侧肢体无力麻木，头晕，目胀耳鸣，心中烦热，舌质红，苔白，脉弦。

13. 其病证结合的诊断是

A. 脑血栓，痰瘀互结证

B. 脑梗死，痰瘀互结证

C. 短暂性脑缺血发作，气虚血瘀、脉络瘀阻证

D. 短暂性脑缺血发作，肝肾阴虚、风阳上扰证

E. 蛛网膜下腔出血，气虚血瘀证

14. 其中医治法是

A. 补气养血，活血通络
B. 豁痰开窍，通经活络
C. 补益肝脾，养血通络
D. 补血益气，活血通络
E. 平肝息风，育阴潜阳

15. 其首选治疗方剂是
A. 镇肝息风汤
B. 羚角钩藤汤
C. 桃红四物汤
D. 补阳还五汤
E. 导痰汤

（16～19题共用题干）
患者，男，22岁，5天前发热、咽疼，应用抗生素治疗无效，就诊体检颈部浅表淋巴结肿大，咽部充血，扁桃体Ⅱ度肿大，胸骨有压痛，下肢少许瘀斑。查血白细胞 $27.6\times10^9/L$，血红蛋白88g/L，血小板 $44\times10^9/L$。进行骨髓穿刺检查示骨髓原始细胞36%。中医证见高热，口渴多汗，咽喉肿痛，头痛面赤，斑疹，便秘，尿黄，舌质红绛，苔黄，脉大。

16. 体检中应特别注意的体征是
A. 睑结膜苍白
B. 胸骨压痛
C. 浅表淋巴结肿大
D. 皮肤出血点
E. 扁桃体肿大

17. 最可能的诊断是
A. 特发性血小板减少性紫癜
B. 缺铁性贫血
C. 再生障碍性贫血
D. 溶血性贫血
E. 急性白血病

18. 其中医证型为
A. 热毒炽盛证
B. 痰热瘀阻证
C. 阴虚火旺证
D. 湿热内蕴证
E. 气血两虚证

19. 其首选方剂为
A. 温胆汤合桃红四物汤
B. 五阴煎
C. 葛根芩连汤
D. 知柏地黄丸合二至丸
E. 黄连解毒汤合清营汤

四、案例分析题

每个案例至少有3个提问，每个提问多个备选答案，其中正确答案有1个或几个，每选择一个正确答案得1个得分点，每选择一个错误答案扣1个得分点，直至扣至本提问得分点为0。注意：总计有多少个正确答案，就得多少分（15～20分）。

（1～5题共用题干）
患者，男，54岁。2周前无明显诱因出现乏力，两侧肋骨疼痛，就诊当地医院，无发热，无咳嗽咳痰，无恶心呕吐，无腹痛腹泻，无便血尿血。辅助检查示血红蛋白79g/L，球蛋白63g/L，血沉52mm/h，IgG 54.2g/L，CT示颅骨骨质改变，肾功能正常。考虑多发性骨髓瘤。为求进一步诊治入院就诊。

1. 该患者还应该进一步完善的检查有
A. 肿瘤标志物检查
B. 免疫固定电泳
C. 抗核抗体
D. 胸腹及四肢CT检查
E. 血糖检测
F. 尿液检查
G. 肝功能试验
H. 电解质

2. 该患者首先考虑的骨髓瘤类型是
A. IgG型
B. IgD型
C. IgA型
D. IgM型
E. IgE型
F. 双克隆型
G. 冒烟型

3. 若该患者完善检查后确诊为多发性骨髓

瘤，其可能出现的结果有

A. 免疫固定电泳呈 IgG－κ 型阳性

B. CT 示全身多发骨质破坏

C. 骨髓提示浆细胞比例明显增高

D. 原幼浆细胞易见

E. t（4；14）染色体异常

F. 分子生物学检测见 MYD88 基因突变

G. 骨髓图片中大量瘤细胞

4. 该患者的治疗方案可选

A. VD 方案

B. VRD 方案

C. VCD 方案

D. IA 方案

E. TAD 方案

F. 干扰素治疗

5. 若该患者最终使用 VD 方案，针对该患者可选用的支持治疗有

A. 口服或静脉使用二膦酸盐

B. 水化、碱化、利尿

C. EPO 治疗

D. 血浆置换

E. 抗生素抗感染治疗

F. 抗凝治疗

中西医结合内科副主任/主任医师职称考试冲刺押题试卷

模拟试卷八

辽宁科学技术出版社
LIAONING SCIENCE AND TECHNOLOGY PUBLISHING HOUSE
拂石医典
FU SHI MEDBOOK

一、单选题（每题1个得分点）

以下每道考题有5个备选答案，请选择1个最佳答案。共30~35道题（30~35分）。

1. 患者，女，55岁，寒战、高热、咳嗽2天入院。查体：血压122/76mmHg，急性病容，呼吸急促，口唇发绀，右下肺可听到支气管呼吸音。X线胸片示：肺段大片、均匀炎症浸润阴影。实验室检查中，血常规示白细胞 $16.4\times10^9/L$，中性粒细胞百分比0.77。下列治法错误的是
   A. 一经诊断应立即开始抗生素治疗
   B. 首选青霉素G
   C. 可应用大环内酯类、氟喹诺酮类、头孢菌素类药物治疗
   D. 病人应卧床休息，宜食用营养而易消化的食物
   E. 首先应用退热剂，使体温尽快恢复正常

2. 敌敌畏中毒不包括的体征是
   A. 流涎、多汗等腺体分泌亢进表现
   B. 瞳孔缩小
   C. 视物模糊
   D. 口眼歪斜
   E. 心律失常

3. 患者，女，57岁，因“咳嗽伴咳大量铁锈色痰”入院。入院后经抗感染、止咳化痰等对症治疗症状无明显好转，近日病情突然加重。现症见：喘促气急，张口抬肩，不能平卧，高热烦渴，面唇发绀，舌红绛，苔薄白，脉洪数，其中医证型是
   A. 痰热阻肺证
   B. 气阴两虚证
   C. 心肾阳虚证
   D. 热毒袭肺证
   E. 外感风热证

4. 肺癌的早期诊断方法是
   A. 痰脱落细胞检查
   B. 胸部X线
   C. 淋巴结活检
   D. 胸膜活检
   E. 胸部CT

5. 属于中央型肺癌的重要检查方法的是
   A. 胸部CT
   B. 纤维支气管镜
   C. 痰脱落细胞检查
   D. 胸部X线
   E. 病理检查

6. 非小细胞肺癌第一二期患者的主要治疗方法是
   A. 手术治疗
   B. 化学药物治疗
   C. 放射治疗
   D. 靶向治疗
   E. 一般对症治疗

7. 患者，男，40岁。公司聚餐后持续性上腹疼痛8小时，向腰背部放射，伴恶心，呕吐，发热，无血尿。应首选的检查是
   A. 血淀粉酶
   B. 血常规
   C. 腹部CT
   D. 胃镜
   E. 肝功能试验

8. 下列诊断条件不属于痛风1985年Holmes标准的是
   A. 滑液中的白细胞有吞噬尿酸盐结晶的现象
   B. 秋水仙碱治疗有特效

C. 24 小时尿酸排出增多
D. 有反复发作的急性单关节炎和无症状间歇期、高尿酸血症
E. 关节腔积液穿刺或结节活检有大量尿酸盐结晶

9. 下列关于 PRL 瘤治疗的说法错误的是
A. 应用多巴胺激动剂治疗需长期服药维持
B. 放射治疗的局部控制率高，治疗后几乎无其他遗留症状
C. 若肿瘤伴有明显的视力障碍时，应及时考虑手术
D. 溴隐亭治疗时应从小剂量开始逐渐增加
E. 若溴隐亭治疗无效，可选用卡麦角林

10. 患者女，42 岁，面部红斑，神疲乏力，畏寒肢冷，午后烘热，口干，小便短少，两腿浮肿，腹大如鼓，舌红，苔薄白，脉细弱。其中医治法是
A. 养阴清热
B. 滋肾填精，健脾利水
C. 清热祛风
D. 清热凉血，活血散瘀
E. 疏肝清热，凉血活血

11. 患者男，66 岁，胸腔大量积液，穿刺发现脓液并有臭味，应先做下列哪项检查以明病因
A. 结核菌培养
B. 胸部 CT
C. 厌氧菌培养
D. 涂片检查
E. 血常规

12. 下列哪项不属于室性心动过速的心电图表现
A. 可见心室夺获
B. 宽大、畸形的 QRS 波群
C. QRS 波群时间 >0. 12 秒
D. 频率多在 200 ~300 次/分
E. P 与 QRS 波群无固定关系

13. 扩张型心肌病的主要体征是
A. 心尖部第一心音增强
B. 心底部舒张期杂音
C. 颈静脉怒张
D. 心脏扩大
E. 端坐呼吸

14. 为使消化性溃疡完全达到治疗目的，首选治疗是
A. 手术治疗
B. 根除 Hp 的治疗
C. 应用镇静剂
D. 制酸治疗
E. 少食多餐

15. 真两性畸形的可能病因不包括
A. 单合子性染色体镶嵌
B. 非单合子性染色体镶嵌
C. 常染色体基因突变而具有 Y 染色体功能
D. Y 向 X 或 Y 向常染色体易位
E. Y 连锁

16. 患者，女，63 岁。胸骨后持续闷痛 6 小时不能缓解，心电图示急性广泛前壁心肌梗死。下列治疗宜首选
A. 硝酸甘油舌下含服
B. 尿激酶溶栓治疗
C. 美托洛尔静脉注射
D. 地高辛静脉注射
E. 酚妥拉明静脉注射

17. 十枣汤的服用时间应注意
A. 饭前服
B. 饭后服
C. 平旦服

D. 睡前服
E. 发病即服

18. 攻下热结、益气养血的方剂是
A. 增液承气汤
B. 黄龙汤
C. 济川煎
D. 新加黄龙汤
E. 润肠丸

19. 既出现在小柴胡汤中，又出现在蒿芩清胆汤中的药物是
A. 黄芩、黄连
B. 柴胡、陈皮
C. 甘草、大枣
D. 半夏、甘草
E. 茯苓、半夏

20. 芳香化湿药的主治病证是
A. 水湿内停
B. 水湿泄泻
C. 湿阻中焦
D. 湿痹拘挛
E. 湿疹湿疮

21. 既能活血调经，祛瘀止痛，又能凉血消痈，除烦安神的药物是
A. 丹参
B. 郁金
C. 五灵脂
D. 红花
E. 桃仁

22. 下列除何项外均为涩脉的主病
A. 血少
B. 精伤
C. 痰阻
D. 食停
E. 气虚

23. 气分证的临床表现应除外哪项
A. 发热
B. 口渴
C. 汗出
D. 斑疹隐隐
E. 舌红苔黄

24. 某男，19 岁。面目一身俱黄，色鲜明如桔色，小便黄少，舌红苔黄腻，脉濡数。若属肝胆湿热证，最具诊断意义的症状是
A. 胁下痞块
B. 纳呆
C. 呕恶
D. 便溏
E. 发热

25. 对诊断系统性红斑狼疮最有特异性的检查是
A. 类风湿因子
B. ANA
C. 抗 dsDNA 抗体
D. 抗 SSA 抗体
E. 抗 RNP 抗体

26. 下列各 SLE 的抗体中，是诊断 SLE 的标志抗体，有助于早期和不典型病人的诊断或回顾性诊断的是
A. ANA
B. 抗 Sm 抗体
C. 抗 rRNP 抗体
D. ANA
E. 抗 SSB 抗体

27. 患者，女，38 岁。双腕、手指近端指间关节肿痛 1 年半，加重 2 周，以类风湿关节炎收入院。给予泼尼松、布洛芬和青霉胺治疗，后出现恶心、反酸和胃部不适，此症状可能是
A. 青霉胺不良反应

B. 布洛芬不良反应
C. 泼尼松不良反应
D. 病情加重
E. 进食不当

28. 缺铁性贫血表现为
A. 小细胞性低色素性贫血
B. 大细胞性低色素性贫血
C. 大细胞正色素性贫血
D. 正细胞低色素性贫血
E. 小细胞正色素性贫血

29. 在下列缺铁性贫血的临床表现中，属于贫血表现的是
A. 异食癖
B. 体力下降
C. 烦躁、易怒
D. 毛发干枯
E. 心率增快

30. 眩晕、平衡失调为椎-基底动脉系统TIA的哪一部位缺血导致
A. 枕叶缺血
B. 丘脑下部缺血
C. 脊髓小脑缺血
D. 脑干前庭系缺血
E. 内听动脉缺血

31. 耳鸣为椎-基底动脉系统TIA的哪一部位缺血导致
A. 枕叶缺血
B. 丘脑下部缺血
C. 脊髓小脑缺血
D. 脑干前庭系缺血
E. 内听动脉缺血

32. 肾病综合征的临床特种之一为蛋白尿，其尿液中主要含有哪一类型的蛋白质
A. 纤维蛋白原
B. 胶原蛋白
C. α_1-巨球蛋白
D. α_2-巨球蛋白
E. 白蛋白

33. 患者，男，55岁。因间断腹泻4年，加重1个月入院。相关检查明确诊断为克罗恩病，未正规诊治，有明显的食欲减退、乏力、体重下降等。如果该患者选择使用肠内营养，肠内营养的优点不包括下列哪项
A. 营养物质经过肠黏膜吸收进入门静脉系统，有利于蛋白质合成和代谢调节
B. 可以维持和改善肠黏膜结构和功能的完整性，有效地防止肠道细菌移位
C. 肠内营养技术和设备要求低、操作方便
D. 肠内营养安全有效、费用和并发症相对较低
E. 肠内营养比肠外营养的效果更可靠

34. 患者，女，38岁。3个月前进食海鲜后中上腹阵发性绞痛，伴恶心，呕吐胃内容物后稍缓解，无明显腹泻，无皮肤、巩膜黄染。此后反复发作，进食多时症状明显，无明显反酸、胃灼热和胸骨后疼痛。查体：上腹轻压痛。血常规：白细胞总数9×10^9/L，嗜酸粒细胞计数1.5×10^9/L。多次粪检无红、白细胞，无寄生虫及虫卵，隐血（-）。体重无明显减轻。最可能的诊断是
A. 消化性溃疡
B. 急性肝炎
C. 虫感染
D. 嗜酸粒细胞胃炎
E. 淋巴瘤

35. 患者，女，45岁。间断腹痛2年，血便3天。反复口腔溃疡。查体：BP 128/70mmHg，HR 75次/分。右下腹压痛，无反跳痛、肌紧张；肠鸣音活跃。内镜

可见回盲部深大溃疡，病理提示血管炎。患者确定诊断为肠白塞病，治疗原则不包括

A. 监测生命体征
B. 根据疾病的严重程度可酌情联合应用免疫抑制剂治疗
C. 立即输血
D. 应用激素
E. 肠内、肠外营养治疗

二、多选题（每题2个得分点）

以下每道考题有5个备选答案，每题至少有2个正确答案，多选、少选、漏选均不得分。共15道题（30分）。

1. 巨幼细胞贫血一般与机体哪些物质的缺乏有关
A. 蛋白质
B. 叶酸
C. VitC
D. $VitB_{12}$
E. VitE

2. 鼓胀病程中若发生昏迷，可酌情选用的药物正确的是
A. 豁痰开闭选茯神、石菖蒲
B. 动风抽搐加石决明、钩藤
C. 津伤者加石斛、竹沥
D. 热甚加黄芩、大黄
E. 若病情恶化，昏迷加深，汗出肤冷，脉细微弱者，急予生脉散、参附龙牡汤

3. 患者男，44岁，慢性肾小球肾炎，应用氢氯噻嗪利尿治疗高血压，效果不明显，肾功检查显示 CCr 15ml/min，可改用下列哪种药
A. 螺内酯
B. 氢氟噻嗪
C. 呋塞米
D. 依他尼酸
E. 布美他尼

4. 小青龙汤和射干麻黄汤都有的药物是
A. 射干
B. 麻黄
C. 细辛
D. 紫菀
E. 五味子

5. 患者男，37岁，晨起关节僵硬，双手腕、近端指关节及双脚踝疼痛3个月，加重1周，血常规 RF（+），诊断为类风湿关节炎。患者1年前患有胃溃疡，心率、血压正常。若需使用非甾体抗炎药，优先考虑
A. 布洛芬
B. 萘普生
C. 塞来昔布
D. 依托考昔
E. 双氯芬酸

6. 典型失神发作的症状表现有
A. 惊厥
B. 突然终止活动或谈话
C. 双目凝视
D. 手持物件掉落
E. 持续1～3分钟

7. 止嗽散的君药是
A. 白前
B. 杏仁
C. 紫菀
D. 百部
E. 陈皮

8. 在慢性胃炎时，属于癌前状态的是
A. 慢性萎缩性胃炎伴肠上皮化生
B. 增生性胃息肉
C. 残胃炎
D. 萎缩胃炎伴重度不典型增生

E. 少数胃溃疡者

9. 黄疸消退后的肝脾不调证选用
A. 柴胡疏肝散
B. 归芍六君子汤
C. 茵陈术附汤
D. 大柴胡汤
E. 小柴胡汤

10. 关格的病位以肾为主，涉及的脏腑有
A. 心
B. 脾
C. 胆
D. 肺
E. 小肠

11. 无并发症的胆囊结石多采取观察策略，但下列哪些情况即使无症状也应当治疗
A. 胆囊萎缩
B. 结石直径 >2cm
C. 胆囊结石大于 5 年
D. 儿童胆囊结石
E. 所有老年胆囊结石

12. 咯血辨证分为
A. 燥热伤肺
B. 肝火犯肺
C. 肝火犯胃
D. 阴虚火旺
E. 血热妄行

13. 气机郁滞之腹痛表现以肠胃气滞，腹胀肠鸣较著，矢气即减者，宜选
A. 柴胡疏肝散
B. 四逆散
C. 越鞠丸
D. 五磨饮子
E. 逍遥丸

14. 十二指肠溃疡的常见并发症是
A. 出血
B. 幽门梗阻
C. 穿孔
D. 癌变
E. 胃黏膜脱垂

15. 消化性溃疡病并出血时临床表现有
A. 呕血或黑便
B. 失血性周围循环衰竭
C. 氮质血症
D. 发热
E. 腹泻

三、共用题干题（每个提问有 1 个得分点）

以下每道考题有 2 ~ 6 个提问，每个提问有 5 个备选答案，请选择一个最佳答案。共 15 ~ 20 问，注意总计有多少个提问，就得多少分（15 ~ 20 分）。

（1 ~ 4 题共用题干）

系统性红斑狼疮是自身免疫介导的、以免疫性炎症为突出表现的弥漫性结缔组织病，是一种累及多系统、多器官，临床表现复杂，病程迁延反复的自身免疫性疾病。

1. 下列哪项不是该病的病因
A. 遗传因素
B. 阳光照射
C. 药物
D. 雌激素
E. 雄激素

2. 造成该病多系统损害的病理学基础是
A. 过敏性皮炎
B. 坏死性血管炎
C. 坏死性淋巴结炎
D. 多脏器出血
E. 以上都是

3. 下列关于系统性红斑狼疮允许妊娠的标准中不正确的是
A. 患者无重要脏器损害
B. 病情稳定 1 年以上
C. 环磷酰胺等细胞毒免疫抑制剂停用 1

个月以上
D. 泼尼松维持量 <10mg/d
E. 尿蛋白定量 <0.5g/24h
4. 中医一般用葶苈大枣泻肺汤治疗“蝶疮流注”的哪一证型
A. 气营热盛证
B. 瘀热痹阻证
C. 脾肾两虚证
D. 热郁积饮证
E. 气血两亏证

(5～7 题共用题干)
患者男性，36 岁，因尿频、尿急、尿痛 3 天就诊。尿液检查白细胞 12～18/HP，清洁中段尿培养（-）
5. 患者入院后一次中段尿培养阴性，最不可能的原因是
A. 尿液在膀胱停留时间不足 6 小时
B. 尿容器中混有少量消毒液等
C. 因 L 型细菌感染
D. 饮水过多，尿液被稀释
E. 自行使用过抗生素治疗
6. 患者入院后给予一般抗菌药物治疗后，尿频、尿急、尿痛症状好转，其最可能的诊断是
A. 尿道综合征
B. 急性肾盂肾炎
C. 肾囊肿
D. 慢性肾盂肾炎
E. 膀胱炎
7. 患者进行治疗后症状基本消失，尿菌阴性，为评估疗效，应对患者持续随访多久
A. 1 周
B. 2 周
C. 3～4 周
D. 2 个月
E. 6 周

(8～10 题共用题干)
患者，男，68 岁。于 1 天前自觉左手不能持物，伴左下肢不能行走，3 小时后好转。患者既往高血压病史 8 年，颈椎正常无变形、无增生，5 年前脑 CT 诊断为脑动脉硬化。现症见：左侧头晕目眩，肢体无力，气短声低，舌质黯淡，有瘀点，苔白，脉沉细无力。
8. 该患者最可能的诊断是
A. 脑出血，气虚血瘀证
B. 脑血栓，痰瘀互结证
C. 短暂性脑缺血发作，气虚血瘀证
D. 癫痫，痰瘀互结证
E. 蛛网膜下腔出血，气虚血瘀证
9. 在完善进一步检查之前，其最有可能的致病原因是
A. 微栓子阻塞脑动脉
B. 脑血管痉挛
C. 血液高凝状态
D. 脑灌注不足
E. 颈动脉受压
10. 患者行西药治疗的同时进行中医诊治，其首选方剂是
A. 桃红四物汤
B. 血府逐瘀汤
C. 当归补血汤
D. 镇肝熄风汤
E. 补阳还五汤

(11～15 题共用题干)
患者，女，55 岁。3 天前无明显诱因出现眼睑及下肢浮肿，气喘，乏力；血压 155/96mmHg。实验室检查：尿常规蛋白阳性，24 小时尿蛋白定量 5.4g，白蛋白 25g/L，血清胆固醇 6.4mmol/L，甘油三酯 6.9mmol/L。现症见浮肿，按之凹陷不易恢复，腹胀纳少，面色萎黄，神疲乏力，尿少色清，大便溏，舌质淡，苔白腻，脉沉弱。
11. 最可能的诊断是
A. 急性肾炎
B. 肾病综合征
C. 慢性肾炎
D. 慢性肾衰竭

E. 尿路感染

12. 若患者服用糖皮质激素后诸证好转不明显，应选用的药物是

A. 呋塞米

B. 卡托普利

C. 氯沙坦

D. 抗生素

E. 环磷酰胺

13. 入院后给予呋塞米静脉滴注，尿量未见增多，治疗应采取的措施是

A. 补液扩容

B. 服用细胞毒药物

C. 呋塞米加量

D. 血浆或血浆白蛋白输注

E. 加用糖皮质激素

14. 其中医证型是

A. 水湿浸渍证

B. 湿毒浸淫证

C. 风水相搏证

D. 脾虚湿困证

E. 湿热内蕴证

15. 其中医治法是

A. 温运脾阳，利水消肿

B. 疏风解表，宣肺利水

C. 清热利湿，利水消肿

D. 温肾助阳，化气行水

E. 宣肺解毒，利湿消肿

（16～20 题共用题干）

患者，男，55 岁。胸闷痛反复发作 3 年，今日突然加重，且持续不缓解将近 3 小时，现见胸痛剧烈，犹如针刺，胸闷如窒，气短痰多，心悸不宁，腹胀纳呆，恶心呕吐，舌苔浊腻，脉滑。查体：血压 80/40mmHg，颈静脉充盈、肝大。心电图见 $V_1 \sim V_6$ 导联 ST 段抬高，CK－MB 明显升高。

16. 若发现患者频繁咯出泡沫痰，该患者可能存在

A. 右心衰竭

B. 左心衰竭

C. 肺衰竭

D. 肾衰竭

E. 上消化道出血

17. 其最可能的诊断是

A. 心力衰竭

B. 急性前壁心肌梗死

C. 急性右室心肌梗死

D. 急性肺栓塞

E. 急性心包炎

18. 其中医证型是

A. 气滞血瘀证

B. 寒凝心脉证

C. 痰瘀互结证

D. 气阴两虚证

E. 心阳欲脱证

19. 其中医治法是

A. 散寒宣痹，芳香温通

B. 豁痰活血，理气止痛

C. 益气活血，祛瘀止痛

D. 益气滋阴，通脉止痛

E. 回阳救逆，益气固脱

20. 入院后患者经治疗后血压明显稳定，但出现畏寒肢冷，腰部、下肢浮肿，面色苍白，宜加用的中药是

A. 龙骨、牡蛎

B. 瓜蒌、半夏

C. 石菖蒲、瓜蒌

D. 白术、人参

E. 车前子、茯苓皮

四、案例分析题

每个案例至少有 3 个提问，每个提问多个备选答案，其中正确答案有 1 个或几个，每选择一个正确答案得 1 个得分点，每选择一个错误答案扣 1 个得分点，直至扣至本提问得分点为 0。注意：总计有多少个正确答案，就得多少分（15～20 分）。

（1～7 题共用题干）

患者，男，腹泻 3 个月，平均每日 5 次，就诊后诊为溃疡性结肠炎。稍进油腻或生冷之

品，大便次数增多，水谷不化，脘腹胀闷不舒，面色萎黄，肢倦乏力，纳食减少，舌淡苔白，脉细弱。

1. 其中医诊断为
   A. 泄泻
   B. 腹痛
   C. 痿证
   D. 肺痿
   E. 痢疾
   F. 虚劳
2. 其中医治法是
   A. 清热利湿
   B. 健脾利湿
   C. 疏肝健脾
   D. 健脾温肾
   E. 滋阴养血
   F. 清热凉血
3. 治疗应首选的方剂是
   A. 白头翁汤
   B. 参苓白术散
   C. 胃苓汤
   D. 痛泻要方
   E. 驻车丸
   F. 芍药汤
4. 此病的病因有
   A. 感受外邪
   B. 饮食所伤
   C. 情志失调
   D. 禀赋不足
   E. 病后体虚
   F. 脾虚湿盛
5. 若脾阳虚衰，阴寒内盛，可以用
   A. 附子理中汤
   B. 补中益气汤
   C. 四神丸
   D. 黄芪建中汤
   E. 藿香正气散
   F. 保和丸
6. 该患者的西医治疗首选药物是
   A. 泼尼松
   B. 甲泼尼龙
   C. 硫唑嘌呤
   D. 5 - ASA
   E. SASP
   F. 甲氨蝶呤
   G. 环孢素
7. 若患者病情加重，出现发热，便中带血，每日大便次数 8 ~ 10 次，其实验室检查可能出现的结果是
   A. 结肠镜见纵行溃疡、黏膜呈鹅卵石样
   B. 血沉 44mm/h
   C. C 反应蛋白升高
   D. 粪钙卫蛋白增高
   E. 粪中病菌培养出志贺菌
   F. 血红蛋白 98g/L

中西医结合内科副主任/主任医师职称考试冲刺押题试卷

模拟试卷九

辽宁科学技术出版社
LIAONING SCIENCE AND TECHNOLOGY PUBLISHING HOUSE
拂石医典
FU SHI MEDBOOK

一、单选题（每题1个得分点）

以下每道考题有5个备选答案，请选择1个最佳答案。共30～35道题（30～35分）。

1. 左束支阻滞的常见疾病不包括下列哪项
   A. 充血性心力衰竭
   B. 急性心肌梗死
   C. 风湿性心脏病
   D. 高血压性心脏病
   E. 肺源性心脏病

2. 治疗急性肺脓肿停用抗生素的指征是
   A. 痰液转为清稀痰
   B. 咳嗽咳痰消失
   C. X线片示脓腔和炎症消失
   D. 已用抗生素2周
   E. 体温正常

3. 胰腺癌的首发症状一般是
   A. 腹痛
   B. 黄疸
   C. 消化不良
   D. 呕吐
   E. 消瘦

4. 巴斯德菌肺脓肿首选的抗生素是
   A. 青霉素
   B. 头孢类
   C. 阿奇霉素
   D. 罗红霉素
   E. 万古霉素

5. 临床中最典型、最常见的腔隙综合征是
   A. 纯感觉性卒中
   B. 共济失调性轻偏瘫
   C. 构音障碍－手笨拙综合征
   D. 纯运动性轻偏瘫
   E. 腔隙状态

6. 患者，男，55岁，肺癌伴有胸腔积液，若其大量胸腔积液出现呼吸困难，最有效的治疗措施
   A. 立即胸腔穿刺排液
   B. 静注糖皮质激素
   C. 使用强效利尿剂
   D. 持续吸氧
   E. 口服支气管扩张药

7. 慢性呼吸衰竭最早出现的临床表现是
   A. 唇甲发绀
   B. 嗜睡
   C. 呼吸困难
   D. 心率增快
   E. 消化道症状

8. 下列不属于慢性肾小球肾炎脾肾阳虚证证候的是
   A. 全身浮肿
   B. 畏寒肢冷
   C. 便溏
   D. 腰背冷痛
   E. 脉缓

9. 呼吸衰竭时发生二氧化碳潴留的主要机制是由于
   A. 通气/血流比值失调
   B. 弥散障碍
   C. 无效腔通气
   D. 动静脉分流
   E. 肺组织通气不足

10. 以下哪项属于隐性感染的特点
    A. 有相关症状
    B. 有相关体征
    C. 仅有血常规异常

D. 有抗体
E. 有抗原无抗体

11. 变态反应中最常见的是
A. Ⅰ型变态反应
B. Ⅱ型变态反应
C. Ⅲ型变态反应
D. Ⅳ型变态反应
E. Ⅴ型变态反应

12. 免疫球蛋白中属于近期感染的标志是
A. IgA
B. IgM
C. IgE
D. IgD
E. IgG

13. 苯二氮䓬类药物的作用机制是
A. 增加 GABA 介导的氯离子通道开放频率
B. 延长 GABA 介导的氯离子通道开放时间
C. 影响 AMPA 的功能，抑制钠离子及钾离子的神经兴奋作用
D. 阻滞 M－胆碱能受体及 α－肾上腺素受体
E. 阻滞下丘脑多巴胺受体

14. 患者男性，两侧膝关节疼痛，左侧偏重，略有肿胀，双下肢散在米粒大小的皮疹，边界清晰，压之不褪色，伴有口干，眼睛干涩，有异物感，时有左侧腮部疼痛。该患者最可能的诊断是
A. 类风湿关节炎
B. 痛风
C. 系统性红斑狼疮
D. 过敏性紫癜
E. 干燥综合征

15. 传染病诊断的金标准是
A. 病原体的检出
B. 临床症状
C. 流行病学资料
D. 实验室检查
E. 以上均是

16. 下列不属于多发性骨髓瘤的 D－S 分期Ⅲ期条件的是
A. 血清钙 >2. 65mmol/L
B. 尿中本周蛋白 <4g/24h
C. 溶骨性病变 >3 处
D. 血红蛋白 <85g/L
E. 尿中 IgG >70g/L

17. 原方提示“去滓再煎”的方剂是
A. 大柴胡汤
B. 截疟七宝饮
C. 小柴胡汤
D. 逍遥散
E. 四逆散

18. 下列属于寒热平调、辛开苦降之剂的是
A. 小柴胡汤
B. 大柴胡汤
C. 半夏泻心汤
D. 痛泻药方
E. 四逆散

19. 主治气分热盛并见气阴两伤证的方剂为
A. 白虎汤
B. 白虎加桂枝汤
C. 白虎加苍术汤
D. 白虎加人参汤
E. 以上都对

20. 既能化痰，又能降肺胃气逆的药物是
A. 前胡
B. 苏子
C. 白芥子
D. 白前

E. 旋覆花

21. 紫苏子治疗的病证是
A. 肺燥咳嗽
B. 肺虚久咳
C. 肺热咳嗽
D. 百日咳
E. 痰壅咳喘

22. 辛凉解表药共有的功效是
A. 清利咽喉
B. 清利头目
C. 发散风热
D. 透发麻疹
E. 清肺止咳

23. 某女，25 岁，近日小便频数，淋漓涩痛，色深黄，舌红苔黄腻，脉数。若属膀胱湿热证，最具诊断意义的症状是
A. 腰痛
B. 乏力
C. 头晕
D. 纳呆
E. 便干

24. 某男，52 岁。纳呆、腹胀、便溏、呕吐、恶心，脉濡。若属湿热蕴脾证，最具诊断意义的症状是
A. 头晕
B. 乏力
C. 肢体困重
D. 舌红苔黄腻
E. 恶心

25. 某男，5 岁。发热，恶寒，鼻塞，咳嗽，苔薄白，脉浮。若属风寒束肺证，诊断意义最小的症状是
A. 无汗
B. 鼻流清涕
C. 痰稀白
D. 脉浮紧
E. 头痛

26. 类风湿关节炎缓解期患者，若症见关节肿痛变形，屈伸受限，皮肤失去弹性，肌肤紫暗，面色黧黑，舌质暗红有瘀点，苔薄白，脉弦涩。应辨证使用身痛逐瘀汤加用下列方剂中的
A. 指迷茯苓丸
B. 白虎汤
C. 桂枝芍药知母汤
D. 四妙勇安汤
E. 血府逐瘀汤

27. 患者，女，26 岁。因全身关节痛，面部有蝶形红斑，查血抗 Sm 抗体（+）。确诊为系统性红斑狼疮。嘱其避免日光照射，外出穿长袖上衣及长裤，戴帽或撑伞遮阳。原因是
A. 紫外线可增强雌激素作用
B. 变紫外线直接损害骨髓
C. 紫外线易诱发基因改
D. 紫外线是本病重要诱因
E. 紫外线直接破坏细胞

28. 类风湿关节炎患者，现症见关节疼痛，痛有定处，疼痛剧烈，局部皮肤有寒冷感，遇寒痛甚，得温痛减，苔薄白，脉弦紧，其中医诊断是
A. 行痹
B. 着痹
C. 痛痹
D. 风湿热痹
E. 肝肾两虚

29. 中医认为再生障碍性贫血的发病脏腑是
A. 心、肺、脾、肾
B. 肺、肝、脾、肾
C. 心、肝、脾、肺
D. 心、肝、脾、肾

E. 心、肝、肺、肾

30. 再生障碍性贫血的中医基本病机和发病的根本脏腑是
A. 气血两虚；脾
B. 阴血亏虚；肾
C. 阳气虚衰；脾
D. 阴阳两虚；肾
E. 肾精不足；肾

31. 椎－基底动脉系统缺血的跌倒发作是由于哪个部位缺血导致的肌张力降低所致
A. 脑干下部的延髓缺血
B. 脑桥内部缺血
C. 上部脑干网状结构缺血
D. 下部脑干网状结构缺血
E. 中脑缺血

32. 患者男，61 岁，双下肢水肿半年余，反复全身水肿 3 个月，纳差，全身乏力，腰痛，血压 150/80mmHg。查尿蛋白（+ + +），血白蛋白 22g/L，胆固醇 12.6mmol/L，TG 3.53mmol/L。首先考虑诊断为
A. 慢性肾小球肾炎
B. 慢性肾衰竭
C. 肾病综合征
D. 慢性肾盂肾炎
E. 尿道感染

33. 恶性高血压病患者死于尿毒症的主要病变是
A. 肾小管坏死
B. 肾小球纤维化
C. 肾间质出血
D. 肾动脉血栓形成
E. 肾细动脉纤维素样坏死

34. 急性心包炎胸痛的临床特点为
A. 疼痛不放射
B. 随渗液量的增多而加重
C. 前俯位时加重
D. 深呼吸时减轻
E. 疼痛通常局限于胸骨下或心前区

35. 左心室增大见不到的 X 线征象是
A. 心尖部左下延伸
B. 左室壁隆凸
C. 相反搏动点上移
D. 心室间沟向上移位
E. 左前斜位心室后缘下段向后、向下隆突

二、多选题（每题 2 个得分点）

以下每道考题有 5 个备选答案，每题至少有 2 个正确答案，多选、少选、漏选均不得分。共 15 道题（30 分）。

1. 慢性肾炎高血压的首选药物是
A. ACEI
B. β 受体阻断剂
C. α 受体阻断剂
D. 血管扩张剂
E. ARB

2. 叶酸主要由哪个器官吸收
A. 胃
B. 十二指肠
C. 空肠
D. 回肠
E. 结肠

3. 下列关于痢疾的说法正确的是
A. 痢疾病位在大肠
B. 初期多为实证
C. 病理因素以湿热疫毒为主
D. 病机为邪蕴肠腑
E. 若收涩太早，易耗伤气血，发展为疫毒痢

4. 腹痛属实的表现有

A. 痛势急剧
B. 时缓时急
C. 得食痛甚
D. 痛而无形
E. 痛时拒按

5. 患者女，49 岁，中医证见夜寐盗汗，五心烦热，两颧潮红，口渴，舌红少苔，脉细数。下列关于该患者的说法正确的有
A. 阴精亏损，虚火内生，热逼津液外泄故盗汗
B. 虚热内蒸故见五心烦热
C. 两颧潮红，阴虚有热而津液不足故见口渴
D. 治宜清热泻火
E. 所选主方为青蒿鳖甲汤

6. 败毒散中人参的用意是
A. 扶助正气，鼓邪外出
B. 大补元气，补益气虚
C. 祛邪不伤正
D. 防邪复入
E. 回阳救逆

7. 素体虚弱又外感风寒者，可用方剂有
A. 参苏饮
B. 再造散
C. 加减葳蕤汤
D. 麻黄细辛附子汤
E. 桂枝汤

8. 积聚正虚瘀结证治疗时所用主方有
A. 八珍汤
B. 阴阳攻积丸
C. 六君子汤
D. 化积丸
E. 大七气汤

9.《理虚元鉴》指出“治虚有三本”，三本指的是
A. 心
B. 肝
C. 脾
D. 肺
E. 肾

10. 引起急性肾炎综合征的主要疾病有
A. IgA 肾病
B. 自发性冷球蛋白血症
C. 系统性红斑狼疮
D. 过敏性紫癜
E. 系膜增生性肾炎

11. 系统性红斑狼疮患者，病情加重 3 天。查体显示有胸腔积液，X 线胸片示肋膈角变钝。现中医症见胸闷胸痛，心悸怔忡，时有微热，咽干口渴，烦热不安，红斑皮疹，舌红苔厚腻，脉濡数。治疗应首选的方剂是
A. 葶苈大枣泻肺汤
B. 大青龙汤
C. 十枣汤
D. 泻白散
E. 清瘟败毒饮

12. 癫痫的药物治疗原则有
A. 发病即用药
B. 尽量单药治疗
C. 个体化治疗
D. 严密观察不良反应
E. 坚持长期规律治疗

13. 首选药物为丙戊酸钠的癫痫类型有
A. 大发作
B. 典型失神发作
C. 部分性发作
D. 强直性发作
E. 阵挛性发作

14. 关于幽门螺杆菌，下列说法正确的是

A. 幽门螺杆菌感染率发达国家高于发展中国家
B. 只有少部分幽门螺杆菌感染者会发展成严重的临床疾病，如消化性溃疡或胃癌
C. 根除幽门螺杆菌可改善多数消化不良症状
D. 幽门螺杆菌感染大多无症状
E. 根除幽门螺杆菌可能对某些不明原因的缺铁性贫血有效

15. 关于根除 Hp 的治疗，正确的是
A. 根除 Hp 可选用三联疗法和四联疗法，其中必须含有铋剂
B. 雷尼替丁铋盐复方制剂（RBC）可代替 PPI 用于根除 Hp
C. 青年患者可安全使用 PPI + 阿莫西林 + 左氧氟沙星方案
D. 初治失败的患者宜行 Hp 药敏试验
E. 胶体次枸橼酸铋的常用剂量为 480mg/d

三、共用题干题（每个提问有 1 个得分点）

以下每道考题有 2 ~ 6 个提问，每个提问有 5 个备选答案，请选择一个最佳答案。共 15 ~ 20 问，注意总计有多少个提问，就得多少分（15 ~ 20 分）。

（1 ~ 3 题共用题干）

女性患者，34 岁。长期使用降压药物肼苯哒嗪，后皮肤出现皮疹，颧部红斑，对称性关节痛。查血显示血红蛋白、血小板、白细胞均有所下降，尿蛋白（+），血 ANA（+），抗 dsDNA（+），中医症见神疲乏力，畏寒肢冷，口干，小便短少，两腿浮肿。

1. 最可能的诊断是
A. 类风湿关节炎
B. 过敏性皮炎
C. 过敏性关节炎
D. 系统性红斑狼疮
E. 继发性血小板减少症

2. 该患者当前阶段的治疗最适宜的是
A. 小剂量糖皮质激素
B. 激素冲击疗法
C. 免疫抑制及治疗
D. 抗感染治疗
E. 大剂量甲泼尼龙

3. 该患者的中医证型为
A. 气营热盛
B. 阴虚内热
C. 热郁积饮
D. 脾肾两虚
E. 气血亏虚

（4 ~ 7 题共用题干）

患者男，55 岁。持续低热 1 个月，牙龈出血 1 周。体检发现胸骨压痛明显，脾肋下 5cm，肝肋下 2cm。现实验室检查显示血红蛋白 74g/L，白细胞 $25.99 \times 10^9/L$，血小板 $39 \times 10^9/L$。骨髓象：原始细胞 68%。

4. 其诊断最可能的是
A. 急性髓系白血病
B. 再生障碍性贫血
C. 原发性骨髓纤维化
D. 白细胞增多症
E. 骨髓增生异常综合征

5. 下列除哪项外均是其中医病机
A. 热毒久蕴
B. 正气虚衰
C. 浊邪内结
D. 先天不足
E. 瘀血内阻

6. 为求提高疗效和生存质量结合中医治疗，现症见低热，自汗，齿龈出血，气短乏力，面色不华，头晕，腰膝酸软，手足心热，脉沉细。治法当
A. 清热解毒，活血化瘀
B. 益气养阴，清热解毒
C. 滋阴降火，凉血解毒
D. 清热解毒，凉血止血
E. 滋阴降火，益气养血

7. 其首选方剂为
   A. 知柏地黄丸
   B. 参芪地黄汤
   C. 二至丸
   D. 葛根芩连汤
   E. 五阴煎

(8～11 题共用题干)

患者男性，48 岁。平素精神不振，现症见精神抑郁，表情淡漠，沉默痴呆，时时太息，语无伦次，秽洁不分，不思饮食。

8. 该患者的中医诊断是
   A. 痴呆
   B. 癫证
   C. 健忘
   D. 郁证
   E. 狂证
9. 该患者的中医证型为
   A. 痰气郁结证
   B. 气虚痰结证
   C. 心脾两虚证
   D. 痰火扰神证
   E. 痰热瘀结证
10. 首选方剂为
   A. 四君子汤合涤痰汤
   B. 养心汤和越鞠丸
   C. 柴胡疏肝散合导痰汤
   D. 逍遥散合涤痰汤
   E. 癫狂梦醒汤
11. 若该患者有不寐易惊，烦躁不安，舌红苔黄，则加
   A. 丹参、郁金、红花
   B. 苏合香丸
   C. 黄连、黄芩、栀子
   D. 黄连、郁金
   E. 酸枣仁、合欢皮、黄芩

(12～15 题共用题干)

患者男，77 岁。刺激性咳嗽 3 个月，近 1 个月出现痰中带血，既往吸烟史 55 年，现 15 支/天。X 线胸片示右上肺叶部分不张，纤维支气管镜检查见右肺上叶支气管开口处有菜花样肿物，质脆，易出血。病理尚未回报。现症见：咳嗽，痰中带血，心烦少寐，手足心热，盗汗，口渴，大便秘结，舌质红，苔薄黄，脉细数。

12. 若患者有胸前剧烈疼痛，则可能考虑的病变是
   A. 肿瘤侵犯纵隔
   B. 肿瘤压迫大气道
   C. 肿瘤侵犯胸壁、肋骨
   D. 肿瘤压迫颈部交感神经
   E. 肿瘤压迫喉返神经
13. 其中医治法是
   A. 祛湿化痰，清热解毒
   B. 活血散瘀，行气化滞
   C. 益气养阴，化痰散结
   D. 清热解毒，活血化痰
   E. 养阴清热，解毒散结
14. 其治疗首选方剂是
   A. 血府逐瘀汤
   B. 麦门冬汤
   C. 沙参麦冬汤
   D. 增液承气汤
   E. 半夏茯苓汤
15. 若患者大便秘结加重，可加的中药为
   A. 大黄，芒硝
   B. 芦荟，巴豆
   C. 火麻仁，郁李仁
   D. 柏子仁，牵牛子
   E. 瓜蒌，火麻仁

(16～19 题共用题干)

患者，男，53 岁。进行性厌食和上腹部胀痛，半年来渐进消瘦，并出现下咽困难。大便色深，隐血试验阳性，肝功能正常，尿常规未发现异常。中医症见胃脘胀满，时时疼痛，进食发噎，舌红，苔薄白，脉弦。

16. 应首先考虑的诊断是
   A. 慢性胃炎

B. 胃癌
C. 胃溃疡
D. 慢性肝炎
E. 肝癌

17. 其确诊的的最可靠手段为
A. X 线钡餐
B. 腹部 CT
C. 胃镜 + 活检
D. 肝穿刺活检
E. 大便成分分析

18. 其中医证型是
A. 肝胃不和证
B. 脾胃虚寒证
C. 胃热伤阴证
D. 气血两虚证
E. 痰湿内阻证

19. 治疗应首选的方剂是
A. 柴胡疏肝散
B. 开郁二陈汤
C. 八珍汤
D. 理中汤
E. 玉女煎

四、案例分析题

每个案例至少有 3 个提问，每个提问多个备选答案，其中正确答案有 1 个或几个，每选择一个正确答案得 1 个得分点，每选择一个错误答案扣 1 个得分点，直至扣至本提问得分点为 0。注意：总计有多少个正确答案，就得多少分（15 ~20 分）。

（1 ~7 题共用题干）

患者男，55 岁。5 年前查体发现血小板降低，未行特殊治疗，半个月前出现腹胀乏力，并伴有散在皮下瘀点，遂就诊。查体胸骨无压痛，肝脾肋下未及。血常规示血小板 $22 \times 10^9/L$。住院后行骨髓穿刺检查发现巨核细胞明显增多，成熟障碍。

1. 该患者首先考虑
A. 过敏性紫癜
B. 特发性血小板减少性紫癜
C. 急性白血病
D. 血栓性血小板减少性紫癜
E. 再生障碍性贫血
F. 巨幼细胞贫血

2. 该患者应进一步完善的检查是
A. 血糖
B. 抗血小板抗体
C. CT
D. B 超
E. 凝血功能检查
F. 肝功能试验
G. 肾功能试验

3. 首选治疗
A. 环磷酰胺
B. 雄激素
C. 艾曲泊帕
D. rhTPO
E. 利妥昔单抗
F. 丙种球蛋白
G. 糖皮质激素

4. 若其突然出现偏瘫、偏盲、双下肢病理征检查阳性，可能是出现了
A. 脑梗阻
B. 脑出血
C. 眼底出血
D. 四肢静脉出血
E. 脊髓损伤
F. 腹腔出血压迫脊髓

5. 若该患者一天前出现尿色红，尿检示红细胞 55 个/HP，查血常规示 Plt $8 \times 10^9/L$，其治疗措施为
A. 输注血小板 10U
B. 静脉注射丙种球蛋白
C. 大剂量甲泼尼龙
D. 大量饮水
E. 血浆置换
F. 大量补液

6. 该患者中医辨症见肌衄，斑色青紫，面色黧黑，下眼睑色青，舌质紫暗有瘀斑，脉弦，治当

A. 活血
B. 清热
C. 化瘀
D. 凉血
E. 益气
F. 滋阴
G. 止血

7. 其选方组成中有

A. 龙眼
B. 木香
C. 桃仁
D. 红花
E. 川芎
F. 牛膝
G. 生地
H. 熟地

中西医结合内科副主任/主任医师职称考试冲刺押题试卷

模拟试卷十

辽宁科学技术出版社
LIAONING SCIENCE AND TECHNOLOGY PUBLISHING HOUSE
拂石医典
FU SHI MEDBOOK

一、单选题（每题1个得分点）

以下每道考题有5个备选答案，请选择1个最佳答案。共30～35道题（30～35分）。

1. 针对慢性呼吸衰竭患者，解除二氧化碳潴留的主要措施是
   A. 吗啡
   B. 用呼吸兴奋剂或机械通气法增加通气量
   C. 高压氧疗
   D. 舒张支气管药物
   E. 糖皮质激素

2. 慢性呼吸衰竭的治疗措施不包括下列哪项
   A. 保持呼吸道通畅
   B. 氧疗
   C. 增加通气量、减少二氧化碳潴留
   D. 降压
   E. 防治消化道出血

3. 格雷厄姆斯蒂尔杂音发生在
   A. 主动脉瓣区
   B. 二尖瓣区
   C. 肺动脉瓣区
   D. 三尖瓣区
   E. 主动脉瓣第二听诊区

4. 下列不属于泽泻主治的是
   A. 水肿胀满
   B. 小便不利
   C. 痰饮眩晕
   D. 黄疸
   E. 热淋涩痛

5. 五逐瘀汤均用到的药物是
   A. 丹参
   B. 赤芍
   C. 川芎
   D. 当归
   E. 桃仁

6. 患者，男，55岁。糖尿病10年，现面色晦暗，消瘦乏力，胸中闷痛，肢体麻木，夜间加重，唇紫，舌暗有瘀斑，苔薄白，脉沉涩，方用
   A. 消渴方
   B. 桃红四物汤
   C. 金匮肾气丸
   D. 杞菊地黄丸
   E. 血府逐瘀汤

7. 慢性肝炎的基本病变主要是
   A. 肝细胞形态异常
   B. 炎性坏死和纤维化
   C. 肝细胞肿大
   D. 肝细胞异常增殖
   E. 肝脏缩小

8. 急性肝炎的重要治疗措施是
   A. 休息
   B. 抗病毒
   C. 调节免疫疗法
   D. 抗肝纤维化
   E. 对症治疗

9. 艾滋病患者最常见的并发症是
   A. 肺孢子菌肺炎
   B. 卡波西肉瘤
   C. 皮炎
   D. 多发溃疡
   E. 脉管瘤

10. 流行性出血热的典型病理特征是
   A. 肝脏细胞变性坏死
   B. 心肌梗死

C. 小血管变性和坏死
D. 肝炎
E. 大量蛋白质溶解坏死产生发热

11. 患者，女，51 岁。反复全身水肿 1 个半月，乏力，腰痛，纳差，血压 148/84mmHg。查尿蛋白（+ +），血白蛋白 18g/L，胆固醇 14.2mmol/L，TG 3.47mmol/L。首先考虑诊断为
A. 急性肾小球肾炎
B. 慢性肾衰竭
C. 尿路感染
D. 高血压肾病
E. 肾病综合征

12. 患者，男，74 岁。平素喜饮酒，近半年情绪抑郁，不爱交谈，食量减少，后渐有进食哽噎，吞咽困难。半个月前只能进食流质食物，胸闷胀痛，饭后尤甚，情志舒缓时诸证好转，嗳气呃逆，时有呕吐痰涎，大便艰涩，舌质红，脉滑。其处方用
A. 膈下逐瘀汤
B. 启膈散
C. 沙参麦冬汤
D. 柴胡疏肝散
E. 通幽汤

13. 下列关于 WHO 对狼疮性肾炎的分型错误的是
A. 系膜病变型
B. 肾小球坏死型
C. 弥漫增殖型
D. 局灶增殖型
E. 膜性病变型

14. 再生障碍性贫血的首要发病因素是
A. 化学毒物影响
B. 电离辐射
C. 免疫因素
D. 药物因素
E. 他病转归

15. 患者，男性，25 岁。癫痫 15 年，发作频繁 3 个月。现证见神思恍惚，心悸，健忘失眠，头晕目眩，两目干涩，面色晦暗，耳轮焦枯，大便干燥，腰膝酸软，舌质淡红，脉沉细。其治疗首选方剂为
A. 定痫丸
B. 龙胆泻肝汤合涤痰汤
C. 左归丸合天王补心丹
D. 六君子汤合归脾汤
E. 通窍活血汤

16. 下列哪项不是二尖瓣狭窄的典型症状
A. 发热
B. 呼吸困难
C. 咯血
D. 咳嗽
E. 声音嘶哑

17. 朝食暮吐，暮食朝吐的临床意义是
A. 胃有实热
B. 脾胃阳虚
C. 食滞胃脘
D. 热扰神明
E. 饮邪停胃

18. 用于治疗伤寒、温热、暑病之后，余热未清，气津两伤证的最佳方剂是
A. 竹叶石膏汤
B. 白虎加人参汤
C. 银翘散
D. 青蒿鳖甲汤
E. 以上均不是

19. 黄连解毒汤体现苦寒直折的药物是
A. 黄连、黄柏
B. 黄连、黄芩
C. 黄连、栀子

D. 黄柏、栀子
E. 黄柏、黄芩

20. 治疗痈疡肿毒初起宜用
A. 五味消毒饮
B. 仙方活命饮
C. 黄连解毒汤
D. 四妙勇安汤
E. 普济消毒饮

21. 麝香内服的用量是
A. 0.03 ~0.1g
B. 0.3 ~0.6g
C. 0.1 ~0.2g
D. 0.002 ~0.004g
E. 0.001 ~0.003g

22. 既能用于痰饮，水肿，又能用于脾虚证的药物是
A. 茯苓
B. 泽泻
C. 猪苓
D. 木通
E. 车前子

23. 某男，60 岁。咳嗽，气喘，胸闷，痰多色白，苔白滑，脉弦滑。若属痰湿阻肺，诊断意义最小的症状是
A. 痰白滑
B. 痰易咳
C. 痰鸣
D. 纳呆
E. 心悸

24. 患者，女性，55 岁。与家人生气后头晕胀痛 3 天，伴耳鸣，梦多不眠，胸胁不舒，舌红，脉弦。若该患者最终辨证为肝火上炎证，其最不可能出现的证候是
A. 急躁易怒
B. 便干
C. 口苦口干
D. 吐血衄血
E. 心悸乏力

25. 下列各项系统性红斑狼疮的自身抗体中，与病情活动有关的是
A. 抗 SSA 抗体
B. 抗 Sm 抗体
C. 抗 UIRNP 抗体
D. 抗双链 DNA 抗体
E. 抗核抗体

26. 系统性红斑狼疮最常见最严重的临床症状是
A. 心肌缺血
B. 狼疮肺炎
C. 消化道出血
D. 贫血
E. 狼疮肾炎

27. 下列疾病中，有时易误诊为再生障碍性贫血的是
A. 粟粒性结核
B. 阵发性睡眠性血红蛋白尿
C. 白细胞不增多性白血病
D. 脾功能亢进
E. 巨幼细胞贫血

28. 下列骨髓象巨核细胞明显减少的疾病是
A. 慢性淋巴细胞白血病
B. 真性红细胞增多症
C. 巨幼细胞贫血
D. 再生障碍性贫血
E. 肾性贫血

29. 双眼视力障碍发作一侧脑干缺血的典型表现为
A. 交叉性瘫痪
B. 同侧瘫痪
C. 对侧肌张力增高

D. 同侧眼球运动障碍
E. 双侧视野缺损

30. 对于 TIA 的脑保护治疗可以选择
A. 阿司匹林
B. 肝素
C. 低分子肝素
D. 尼莫通
E. 氢氯噻嗪

31. 肾病综合征患者的治疗要保证每日热量充足，每日不应少于
A. 30 ~ 35kJ/kg
B. 60 ~ 80kJ/kg
C. 89 ~ 112kJ/kg
D. 126 ~ 147kJ/kg
E. 158 ~ 175kJ/kg

32. 肾病综合征患者水肿时应低盐饮食，每日盐量应少于
A. 2g
B. 3g
C. 4g
D. 5g
E. 6g

33. 对肾病综合征病人的利尿治疗原则是
A. 快速、多量
B. 长时间，多次数
C. 多次数，大尿量
D. 不宜过少过缓
E. 不宜过快过猛

34. 主要作用于髓袢升支厚壁段和远曲小管前端的药物是
A. 袢利尿剂
B. 潴钾利尿剂
C. 渗透性利尿剂
D. 噻嗪类利尿剂
E. ACEI

35. 下列是感染性心内膜炎行手术治疗指征的是
A. 脾肿大伴左上腹疼痛并闻及摩擦音
B. 中度贫血有杵状指
C. 抗生素治疗后热退
D. 高热持续不退，白细胞持续升高
E. 抗生素治疗后但血培养持续阳性或反复复发

二、多选题（每题 2 个得分点）

以下每道考题有 5 个备选答案，每题至少有 2 个正确答案，多选、少选、漏选均不得分。共 15 道题（30 分）。

1. 慢性肾小球肾炎肝肾阴虚证见
A. 眼睛干涩
B. 头晕耳鸣
C. 手足心热
D. 少气乏力
E. 口干咽燥

2. 慢性肾小球肾炎患者证见肢体浮肿，舌苔白腻，脉沉缓，方用
A. 五苓散
B. 胃苓汤
C. 猪苓汤
D. 五皮饮
E. 实脾饮

3. 巨幼细胞贫血的血象可见
A. 大细胞性贫血
B. MCV 增高
C. MCH 增高
D. MCHC 降低
E. 网织红细胞计数正常

4. 下列属于沉香散药物组成的是
A. 砂仁
B. 苍术
C. 青皮
D. 白芍

E. 草果

5. 糖尿病酮症酸中毒发生的诱因有
A. 停用或减用胰岛素
B. 感染
C. 饮食失调
D. 创伤手术、妊娠及分娩
E. 精神创伤

6. 郁证心脾两虚证治疗时所选方剂是
A. 天王补心丹
B. 归脾汤
C. 滋水清肝饮
D. 甘麦大枣汤
E. 养心汤

7. 温脾汤与大黄附子汤同为温下剂，其共同药物有
A. 干姜
B. 大黄
C. 附子
D. 芒硝
E. 细辛

8. 下列哪些属于美国风湿病学会 SLE 的分类标准
A. 颧部红斑
B. 肝脏病变
C. 肾脏病变
D. 光过敏
E. 口腔溃疡

9. 首选卡马西平的癫痫发作类型有
A. 大发作
B. 典型失神发作
C. 部分性发作
D. 强直性发作
E. 阵挛性发作

10. 痢疾的病因包括
A. 疫毒之邪
B. 夏暑感寒伤湿
C. 饮食不节
D. 湿热之邪
E. 脾胃虚弱

11. “小三阳”指的是
A. HBsAg 阳性
B. 抗 HBs 阳性
C. 抗 HBc 阳性
D. HBV－DNA 阳性
E. HBeAb 阳性

12. 肠风的出血特点为
A. 血色鲜艳
B. 点滴不畅
C. 脓血相间
D. 黯浊黏稠
E. 其下如溅

13. 患者纳呆，恶心呕吐，口中黏腻，脘痞腹胀，身重困倦，浮肿尿少，精神萎靡，治法当
A. 健脾
B. 清热
C. 泄浊
D. 化湿
E. 利湿

14. 可用于检测脂肪吸收不良的实验室检查包括
A. 苏丹Ⅲ染色
B. 近红外反射率分析法
C. ^{14}C－甘油三油酸呼吸试验
D. Schilling 试验
E. 粪便脂肪定性和定量

15. 乳糜泻患者血清常存在的自身抗体包括
A. 抗麦胶蛋白抗体
B. 组织型转谷氨酰胺酶抗体

C. 肌内膜抗体
D. 抗心磷脂抗体
E. 中性粒细胞胞浆抗体

三、共用题干题（每个提问有1个得分点）

以下每道考题有2~6个提问，每个提问有5个备选答案，请选择一个最佳答案。共15~20问，注意总计有多少个提问，就得多少分（15~20分）。

（1~3题共用题干）

患者，男性，44岁。2天前出现发热、寒战、伴右侧腰痛，体温38.6℃，自服布洛芬未见好转，遂入院就诊。体检右侧肋腰点压痛，右肾区明显叩击痛，并伴尿频、尿痛，尿常规显示：RBC 13/HP，WBC 15/HP，中段尿培养大肠埃希菌 $>10^5$/ml。

1. 该患者最有可能的诊断是
A. 急性肾盂肾炎
B. 急性肾小球肾炎
C. 肾病综合征
D. 膀胱炎
E. 尿路梗阻

2. 若应用抗生素治疗4天后体温正常，肾区疼痛及尿痛减轻，此时应当
A. 立即停用抗生素，若再发热时则再重新使用抗生素
B. 改为口服抗生素并治疗2周
C. 若尿菌阴性，则停用
D. 加大用量巩固2~3天
E. 改为口服抗生素并治疗1个月

3. 患者出院时尿常规正常，尿培养阴性，不发热，但仍有小便频数症状，自觉腰膝酸软，手足心热，头晕耳鸣，口干，舌红少苔，脉细数。可用下列哪一中药方调养
A. 无比山药丸
B. 知柏地黄丸
C. 六味地黄丸
D. 八正散
E. 导赤散

（4~7题共用题干）

某患者证见头摇肢颤，面色㿠白，表情淡漠，神疲乏力，动则气短，心悸健忘，眩晕，舌苔薄白滑，脉沉细弱。

4. 该患者的中医诊断是
A. 眩晕气血不足证
B. 虚劳气血两虚证
C. 颤证气血亏虚证
D. 痿证脾胃虚弱证
E. 心悸心血亏虚证

5. 下列哪项不是该病需要做的检查
A. 颅脑CT
B. 血铜、尿铜
C. 甲状腺功能
D. 骨髓检查
E. 眼底角膜色素环检查

6. 该患者的首选方剂为
A. 天麻钩藤饮
B. 人参养荣汤
C. 补中益气汤
D. 龟鹿二仙胶
E. 地黄饮子

7. 若该患者伴随肢体麻木，疼痛，下列加减不当的药物是
A. 丹参
B. 鸡血藤
C. 酸枣仁
D. 桃仁
E. 红花

（8~10题共用题干）

患者，女性，29岁。高热伴鼻出血4天，抗生素治疗无效。体检显示胸骨压痛明显，浅表淋巴结未及肿大，肝脾正常。实验室检查：WBC 2.9×10^9/L，Hb 49g/L，Plt 18×10^9/L。骨髓检查显示原始细胞91%，非特异性酯酶（-），NaF抑制不明显，PAS（-）。

8. 该患者的诊断是

A. 急性粒细胞白血病
B. 急性单核细胞白血病
C. 急性淋巴细胞白血病
D. 急性红白血病
E. 急性巨核细胞白血病

9. 首先考虑采取的化疗方案是
A. 大剂量阿糖胞苷
B. 大剂量甲氨蝶呤
C. DA 方案
D. 放疗
E. 中药治疗

10. 该患者根据染色体和分子学异常的检查判定为预后良好，待其缓解后其治疗方案主要为
A. allo - HSCT
B. 大剂量阿糖胞苷
C. 自体 HSCT
D. DA 方案
E. 全反式维 A 酸

(11 ~15 题共用题干)
某患者，女性，57 岁。间歇性头痛、头晕半年，未系统诊治，既往高血压病史 15 年。1 天前出现剧烈头痛，伴心悸，多汗，呕吐，视物模糊，抽搐，面色苍白，意识正常。就诊后体检示血压 185/130mmHg，心率 114 次/分，蛋白尿（+），无血尿及明显肾功异常，经急诊治疗后症状减轻。现精神萎靡，头痛耳鸣，腰膝酸软，遗精耳鸣，四肢不温，形寒怯冷，舌质淡，脉沉弱。

11. 其最准确的诊断是
A. 高血压 3 级
B. 高血压脑病
C. 恶性高血压
D. 高血压危象
E. 继发性高血压

12. 该患者应当首选的降压药物是
A. 氢氯噻嗪
B. 普萘洛尔
C. 氨氯地平
D. 卡托普利
E. 氯沙坦

13. 其中医证型是
A. 肝肾阴虚证
B. 肝阳上亢证
C. 痰湿内盛证
D. 瘀血内停证
E. 肾阳虚衰证

14. 其中医治法是
A. 滋补肝肾
B. 祛痰降浊
C. 活血化瘀
D. 温补肾阳
E. 平肝潜阳

15. 患者经治疗后诸症基本消失，但于 3 天前出现大便溏薄，次数增多，凌晨尤甚，共治疗可加用
A. 参苓白术散
B. 六味地黄丸
C. 四君子汤
D. 痛泻药方
E. 四神丸

(16 ~20 题共用题干)
患者，女性，45 岁。发作性胃部疼痛 5 年，近 1 周来疼痛剧烈，进食后加重。查体：心率 88 次/分，腹软，无包块，肝脾未触及肿大，上腹轻度压痛，无反跳痛及肌紧张。现症见胃脘灼热疼痛，胸胁胀满，反酸，口干口苦，大便秘结，舌红，苔黄，脉弦数。

16. 该患者最可能的诊断是
A. 胃溃疡
B. 慢性结肠炎
C. 胃癌
D. 慢性胃炎
E. 十二指肠溃疡

17. 该疾病的检查项目中不包含
A. 胃镜
B. 钡餐检查
C. ^{13}C 呼气试验

D. 血清淀粉酶
E. 血清胃泌素

18. 下列不属于四联疗法用药的是
A. 奥美拉唑
B. 法莫替丁
C. 枸橼酸铋钾
D. 克拉霉素
E. 甲硝唑

19. 其中医治法是
A. 疏肝理气，健脾益气
B. 清胃泻热，疏肝理气
C. 健脾养阴，益胃止痛
D. 温中散寒，健脾和胃
E. 活血化瘀，通络止痛

20. 其首选方剂是
A. 化肝煎合左金丸
B. 活络效灵丹合丹参饮
C. 一贯煎合芍药甘草汤
D. 黄芪建中汤
E. 柴胡疏肝散合五磨饮子

四、案例分析题

每个案例至少有3个提问，每个提问多个备选答案，其中正确答案有1个或几个，每选择一个正确答案得1个得分点，每选择一个错误答案扣1个得分点，直至扣至本提问得分点为0。注意：总计有多少个正确答案，就得多少分（15~20分）。

（1~5题共用题干）

患者，男性，79岁。刺激性咳嗽3个月，2周前出现痰中带血，遂就诊。3个月来体重下降10余斤，体检无明显阳性体征。送痰检发现鳞癌细胞。后前位常规胸片未见异常。

1. 下列检查有定位诊断价值的是
A. 纤维支气管镜检查
B. MRI
C. 支气管动脉造影
D. 侧位胸片
E. 血常规
F. 胸部CT扫描

2. 对该患者诊断的具有决定性意义的是
A. 开胸手术探查
B. 胸部X线
C. 磁共振
D. 痰细胞学
E. 纤维支气管镜检查
F. 家族史
G. 病理学检查

3. 关于该病的中医病因说法正确的是
A. 正气虚损
B. 痰浊聚肺
C. 烟毒内蕴
D. 情志失调
E. 肺脾两虚
F. 邪毒侵肺

4. 下列关于肺癌的临床表现说法正确的是
A. 肺癌转移至淋巴结的典型部位为两侧腋窝处
B. 压迫大气道时会出现明显的疼痛
C. 哮鸣样支气管痉挛属于副癌综合征
D. 发热的原因多为肿瘤继发感染
E. 气促可由于心包积液引起
F. 霍纳综合征为颈部交感神经受压

5. 若该患者中医辨证为痰湿毒蕴证，则其可能出现的证候有
A. 憋气胸闷
B. 手足心热
C. 身热尿黄
D. 低热盗汗
E. 汗出气短
F. 舌有瘀斑

中西医结合内科副主任/主任医师职称考试冲刺押题试卷

模拟试卷十一

辽宁科学技术出版社
LIAONING SCIENCE AND TECHNOLOGY PUBLISHING HOUSE
拂石医典
FU SHI MEDBOOK

一、单选题（每题1个得分点）

以下每道考题有5个备选答案，请选择1个最佳答案。共30～35道题（30～35分）。

1. 诊断败血症的重要依据是
   A. 皮疹
   B. 畏寒发热，明显中毒症状
   C. 血或骨髓培养阳性
   D. 肝脾肿大
   E. 其他

2. 原发性肝癌最常见的形态学分型是
   A. 结节型
   B. 块状型
   C. 弥漫型
   D. 小癌型
   E. 混合型

3. 慢性肺源性心脏病患者的X线检查除胸肺基础疾病及急性肺部感染表现外，还可见下列各项除哪项外
   A. 心脏水平位
   B. 右下肺动脉横径≥15mm
   C. 肺动脉“残根征”
   D. 肺动脉横径/气管横径≥1.07
   E. 右心室肥大

4. 健脾丸的组成中不包含
   A. 山药
   B. 陈皮
   C. 枳实
   D. 白术
   E. 黄连

5. 甲状腺功能亢进症气阴两虚证不包括
   A. 急躁易怒
   B. 神疲乏力
   C. 气短汗多
   D. 手足心热
   E. 口干咽燥

6. 下列关于有机磷杀虫药中毒的说法中错误的是
   A. ChE活力60%为中度中毒
   B. 乐果中毒会有反跳现象
   C. 倍硫磷、氧乐果等中毒会出现中间型综合征
   D. 敌百虫中毒洗胃禁用碳酸氢钠
   E. M样症状主要表现为腺体分泌增加

7. 厥证的病因不包括
   A. 情志内伤
   B. 体虚劳倦
   C. 肝脾不和
   D. 亡血失津
   E. 饮食不节

8. 头晕目眩，过劳加重，面白倦怠，舌淡，脉细弱，属于
   A. 肝火上炎证
   B. 肝阳上亢证
   C. 痰湿内阻证
   D. 肾虚精亏证
   E. 气血两虚证

9. 熟悉传染病潜伏期的目的是
   A. 确定检疫期
   B. 有助于指导治疗
   C. 确定诊断
   D. 追踪传染来源
   E. 预测流行趋势

10. 川贝母的主治不包括
    A. 虚劳咳嗽
    B. 瘰疬

C. 胸膈痞满
D. 乳痈
E. 肺痈

11. 下列可引起继发性红细胞增多症的是
A. 慢性缺氧
B. 大量吸烟
C. 肾囊肿
D. 肺癌
E. 烧伤

12. 下列用于治疗尿路感染的方剂不包括
A. 丹栀逍遥散
B. 萆薢渗湿汤
C. 无比山药丸
D. 知柏地黄丸
E. 八正散

13. 下列属于邪盛神乱而失神的表现是
A. 双目晦暗无光
B. 精神萎靡
C. 撮空理线
D. 意识模糊
E. 手撒尿遗

14. 下列不属于血热证表现的是
A. 咯血、吐血
B. 心烦、失眠
C. 神昏谵语
D. 血色紫暗黏稠
E. 舌绛脉数

15. 某患者骨髓内成熟红细胞：有核细胞为187:1，其可能的疾病为
A. 慢性粒细胞性白血病
B. 正常骨髓
C. 缺铁性贫血
D. 重型再障
E. 真性红细胞增多症

16. 丙型肝炎的潜伏期为
A. 2～6 周
B. 2～26 周
C. 4～24 周
D. 2～9 周
E. 4～20 周

17. 下列哪项方中含有穿山甲、皂角刺
A. 复元活血汤
B. 阳和汤
C. 五味消毒饮
D. 仙方活命饮
E. 黄连解毒汤

18. 左金丸中黄连和吴茱萸的配比是
A. 6:1
B. 5:1
C. 1:5
D. 1:6
E. 6:5

19. 气喘咳嗽，皮肤蒸热，日晡尤甚，舌红苔黄，脉细数，方用
A. 生脉散
B. 大承气汤
C. 泻白散
D. 加减葳蕤汤
E. 知柏地黄丸

20. 大剂量使用可导致急性肾衰竭，入汤剂常用量 3～6g 的药物是
A. 猪苓
B. 通草
C. 石韦
D. 瞿麦
E. 关木通

21. 具有收敛止血，固精止带，制酸止痛，收湿敛疮功效的药物是
A. 瓦楞子

B. 牡蛎
C. 乌贼骨
D. 赤石脂
E. 禹余粮

22. 某男，8 岁。咳嗽，痰黄稠难出，小便黄，大便干。若属风热犯肺，诊断意义最小的症状是
A. 咳声清脆
B. 发热恶寒
C. 咽痛
D. 舌苔微黄
E. 脉浮数

23. 某女，18 岁。抑郁，神情淡漠，喃喃自语，哭笑无常。若属痰阻心窍证，诊断意义最小的症状是
A. 失眠
B. 痰多
C. 苔腻
D. 脉滑
E. 胸闷

24. 某男，12 岁。每晚遗尿，腰酸，头晕耳鸣，面白无华。若属肾气不固证，最不可能出现的症状是
A. 气短
B. 食欲不振
C. 乏力
D. 舌淡嫩
E. 脉弱

25. 类风湿关节炎患者最特别的关节处皮肤表现是
A. 红肿
B. 皮疹
C. 皮肤坏死
D. 类风湿结节
E. 皮肤硬化

26. 系统性红斑狼疮属中医学中的
A. 风寒湿痹
B. 风湿热痹
C. 血证
D. 蝶疮流注
E. 鹤膝风

27. 治疗再生障碍性贫血肾阳亏虚证，应首选的方剂是
A. 六味地黄丸合归脾汤
B. 左归丸合当归补血汤
C. 左归丸合归脾汤
D. 右归丸合当归补血汤
E. 二至丸合当归补血汤

28. 治疗再生障碍性贫血气血两虚证，治疗首选方剂是
A. 右归丸合归脾汤
B. 左归丸合当归补血汤
C. 二至丸合当归补血汤
D. 八珍汤
E. 六味地黄丸合归脾汤

29. 患者短暂性脑缺血发作，头晕目眩，甚则欲仆，目胀耳鸣，心中烦热，多梦健忘，肢体麻木，或猝然半身不遂，语言謇涩，但瞬时即过，舌质红，苔薄白，脉弦，方用
A. 天麻钩藤饮
B. 血府逐瘀汤
C. 镇肝熄风汤
D. 羚角钩藤汤
E. 通窍活血汤

30. 患者男，62 岁。一天前上厕所后突然出现下肢活动障碍而跌倒，伴有同侧眼前黑朦，数分钟后逐渐好转，可自行站立，当天下午恢复正常，就诊后考虑诊断为 TIA。现症见：头晕目眩，头重如蒙，胸闷脘痞，舌暗，苔白腻，脉滑数。其治

法当
A. 补脾化痰，通络开窍
B. 补气养血，活血通络
C. 平肝息风，育阴潜阳
D. 益气养血，化瘀通窍
E. 豁痰化瘀，通经活络

31. 长期服用应当注意高血钾症的利尿剂是
A. 氢氯噻嗪
B. 布美他尼
C. 螺内酯
D. 依他尼酸
E. 呋塞米

32. 渗透性利尿剂使用时应注意
A. 对尿量 >2000ml/d 的患者慎用
B. 对尿量 >3000ml/d 的患者慎用
C. 对尿量 <800ml/d 的患者慎用
D. 对尿量 <200ml/d 的患者慎用
E. 对尿量 <400ml/d 的患者慎用

33. 患者，男，70 岁。慢性胃炎 15 年。近半年来出现黑便，无明显反酸，伴有进行性消瘦。胃镜检查前可早期应用的是
A. 质子泵抑制剂
B. 胃黏膜保护剂
C. 中和胃酸药物
D. 静脉用止血药物
E. 维持水、电解质平衡的药物

34. 慢性萎缩性胃炎时，胃黏膜可化生为
A. 鳞状上皮
B. 移行上皮
C. 肠上皮
D. 浆膜
E. 脂肪

35. 洋地黄类药物的药理作用不包括
A. 电生理作用
B. 减少钠的重吸收
C. 迷走神经兴奋作用
D. 促进肾素分泌
E. 正性肌力作用

二、多选题（每题 2 个得分点）

以下每道考题有 5 个备选答案，每题至少有 2 个正确答案，多选、少选、漏选均不得分。共 15 道题（30 分）。

1. 对于关格的叙述正确的有
A. 基本病机为膀胱气化功能失常
B. 脾肾虚衰为本，湿浊毒邪为标
C. 可转变为心悸、胸痹
D. 治当攻补兼施，标本兼治
E. 后期可有昏迷、谵妄

2. 积证的特点有
A. 部位固定不移
B. 病程较长
C. 五脏所生
D. 积而成块
E. 按之无形

3. 不发展为肝硬化的病毒性肝炎是
A. 乙型
B. 丙型
C. 丁型
D. 甲型
E. 戊型

4. 治疗慢性肾小球肾炎本证，中医可用哪些方剂
A. 异功散
B. 玉屏风散
C. 附子理中丸
D. 杞菊地黄丸
E. 三仁汤

5. 下列传统抗癫痫药物的临床使用方法正确的是
A. 苯妥英钠起始 200mg/d，维持 300 ~

500mg/d
B. 卡马西平起始 500mg/d，维持 500 ~ 800mg/d
C. 乙琥胺起始 500mg/d，维持 750 ~ 1500mg/d
D. 丙戊酸钠起始 500md/d，维持 600 ~ 1200mg/d
E. 氯硝西泮 200md/d，维持 500 ~ 1000mg/d

6. 下列关于甲氨蝶呤治疗类风湿关节炎说法正确的是
A. 剂量为7.5 ~25.0mg，每周1次，口服为主
B. 本药可静注或肌内注射
C. 疗程至少半年
D. 无骨髓抑制
E. 通常用药后1周起效

7. 麻子仁丸的组成中含有
A. 枳实
B. 薏苡仁
C. 枣仁
D. 大黄
E. 郁李仁

8. 下列属于寒邪客肺证的特点的是
A. 恶寒发热，咳嗽较缓
B. 形寒肢冷，不发热
C. 痰多，泡沫状
D. 秋冬发作，春夏缓解
E. 多突然发作，病程长

9. 肾病综合征的最基本特征为
A. 大量蛋白尿
B. 高脂血症
C. 低蛋白血症
D. 水肿
E. 高血压

10. 关于巨幼细胞贫血的治疗中下列错误的是
A. 口服叶酸每次5 ~10mg，每日3次
B. 口服叶酸每次5 ~10mg，每日1次
C. 肌注 $VitB_{12}$，每次1000μg，每周1次
D. 肌注 $VitB_{12}$，每次500μg，每周2次
E. 口服 $VitB_{12}$，每次500μg，每日1次

11. 关于噎膈，下列说法正确的是
A. 忧思恼怒跟本病的发生有关系
B. 表现为食物吞咽受阻
C. 与肝、脾、肾等脏的功能失调有密切关系
D. 病理变化有气郁、血瘀、痰凝、火旺、津枯
E. 其病变部位主要在食道和胃

12. 呕吐清水痰涎，胸脘痞闷，不思饮食，头眩心悸，苔白腻，脉滑，选用
A. 香砂六君子汤
B. 藿香正气散
C. 苓桂术甘汤
D. 半夏厚朴汤
E. 小半夏汤

13. 聚证见腹中结块柔软，时聚时散，攻窜胀痛，治疗时可选方药是
A. 逍遥散
B. 六磨汤
C. 六君子汤
D. 木香顺气丸
E. 化积丸

14. 产生折返的基本条件
A. 心脏2个或多个部位的传导性与不应性各不相同，相互连接形成一个闭合环
B. 其中一条通道发生单向传导阻滞
C. 另一条通道传导缓慢，使原来发生阻滞的通道有足够的时间恢复兴奋性

D. 原先阻滞的通道再次激动，完成一次折返

E. 迷走神经和交感神经张力的改变产生了电不稳定

15. 急性左心衰竭的特征是

A. 肺动脉瓣第二心音亢进

B. 舒张早期奔马律

C. 心率慢

D. 双肺满布湿啰音和哮鸣音

E. 第一心音增强

三、共用题干题（每个提问有 1 个得分点）

以下每道考题有 2~6 个提问，每个提问有 5 个备选答案，请选择一个最佳答案。共 15~20 问，注意总计有多少个提问，就得多少分（15~20 分）。

（1~4 题共用题干）

患者男性，23 岁，1 天前出现发热，咽痛，头痛身痛，苔薄黄，脉浮数。

1. 该患者的诊断是

A. 风温初起，邪客肺络证

B. 温病初起

C. 外感风邪，邪热壅肺证

D. 外感风寒表实证

E. 外寒内热证

2. 该患者的拟方用

A. 桑菊饮

B. 桑杏汤

C. 麻黄汤

D. 银翘散

E. 麻杏石甘汤

3. 其煎煮方法应当注意的是

A. 服后温覆，取微汗

B. 发热即服，不热不服

C. 香气大出即取服

D. 待香气散尽取服

E. 晨起即服

4.《温病条辨》中称本方为

A. 辛凉轻剂

B. 辛凉平剂

C. 辛凉重剂

D. 辛温重剂

E. 辛温平剂

（5~7 题共用题干）

男性，20 岁。水肿，尿少 4 天，血压 130/70mmHg，尿蛋白（+++），血浆白蛋白 26.4g/L，尿蛋白定量为 7g/24h。

5. 该患者最可能的诊断是

A. 慢性肾小球肾炎

B. 高血压病

C. 营养不良

D. 肾病综合征

E. 尿路感染

6. 对此患者的诊断价值最大的化验结果是

A. 血脂

B. 血压

C. 肾功能测定

D. 尿常规

E. 24 小时尿蛋白定量，血浆蛋白

7. 该患者的中医诊断为

A. 癃闭

B. 关格

C. 水肿

D. 淋证

E. 以上都不是

（8~11 题共用题干）

患者，男性，36 岁，3 个月前无明显诱因出现少量部位皮下淤青，未予以注意，后淤青逐渐增多，且伴有频繁鼻出血及牙龈出血，遂就诊。查体脾轻度肿大，Plt 49 $\times 10^9$/L，WBC 5.44 $\times 10^9$/L，Hb 142g/L，骨髓象示增生活跃，巨核细胞增多。

8. 其最有可能的诊断是

A. 再生障碍性贫血

B. 急性型 ITP

C. 急性白血病

D. 慢性型 ITP

E. 过敏性紫癜

9. 该患者的当前阶段治疗可考虑

A. 继续观察，不予治疗

B. 大剂量糖皮质类固醇静脉注射

C. 口服泼尼松

D. 脾切除

E. 免疫抑制剂治疗

10. 若中医证见斑色青紫，鼻衄，齿衄，血色紫暗，面色黧黑，舌质暗，有瘀点，脉弦涩，治当

A. 滋阴降火，清热止血

B. 清热凉血

C. 补益肝肾，滋阴养血

D. 益气摄血，健脾养血

E. 活血化瘀止血

11. 选用下列何方加减治疗

A. 桃红四物汤

B. 玉女煎

C. 血府逐瘀汤

D. 归脾汤

E. 清营汤

（12～14 题共用题干）

患者，男，6 岁。半个月前上呼吸道感染，3 天前再次发热，并出现眼睑浮肿、尿色偏红，就诊时血压 138/102mmHg，体温 37.8℃。尿常规：尿蛋白（++），镜检红细胞 15/HP，尿蛋白定量 2.6g/24h，血清补体 C3 降低。症见眼睑浮肿，皮肤光亮，尿赤，恶风发热，舌质红，苔薄黄，脉滑数。

12. 其中西医诊断分别是

A. 急性上呼吸道感染，感冒

B. 扁桃体炎，水肿

C. 急性肾小球肾炎，水肿

D. 慢性肾小球肾炎肾炎，水肿

E. 肾病综合征，癃闭

13. 其中医证型是

A. 水湿浸渍证

B. 风水相搏证

C. 湿毒浸淫证

D. 湿热壅盛证

E. 脾阳虚衰证

14. 治疗应首选的方剂是

A. 参芪地黄汤

B. 麻黄连翘赤小豆汤合五味消毒饮

C. 麻黄汤合五苓散

D. 越婢加术汤

E. 银翘散

（15～18 题共用题干）

患者，女，26 岁。幼儿癫痫史，2 天前出现四肢抽搐伴短暂神志不清数分钟，后自行好转，半天前再次发作。发作前有眩晕、头晕胸闷感，发作时突然跌倒，抽搐吐涎，神志不清，舌红苔白腻，脉滑。

15. 最可能的诊断是

A. 癫痫

B. 眩晕

C. 痴呆

D. 中风

E. 郁证

16. 其最可能的发作类型为

A. 部分性发作

B. 全面性强直－阵挛发作

C. 失神发作

D. 强直性发作

E. 癫痫持续状态

17. 其中医辨证是

A. 心肾亏虚证

B. 痰火扰神证

C. 瘀阻脑络证

D. 心脾两虚证

E. 风痰闭阻证

18. 首选的治疗方剂是

A. 定痫丸

B. 涤痰汤

C. 归脾汤

D. 天王补心丹

E. 左归丸

四、案例分析题

每个案例至少有3个提问，每个提问多个备选答案，其中正确答案有1个或几个，每选择一个正确答案得1个得分点，每选择一个错误答案扣1个得分点，直至扣至本提问得分点为0。注意：总计有多少个正确答案，就得多少分（15~20分）。

（1~6题共用题干）

患者，男性，75岁。半年前无明显诱因出现刺激性干咳，偶有少量白黏痰，痰中时带血丝，伴喘鸣、胸闷，用解痉平喘药后，喘鸣、胸闷症状稍有减轻。既往有吸烟史40年，现20支/日。查体：胸廓形态正常，双肺叩诊呈清音，双肺可闻及散在湿啰音。心率87次/分，律齐，可见杵状指。

1. 该患者宜行哪些检查
   A. 肿瘤标志物
   B. 胸部X线
   C. 胸部CT
   D. 病理学检查
   E. 痰细胞病理学检查
   F. 肾功能
   G. 心脏超声
2. 若胸片示右上肺小斑片影，边缘欠规则，有毛刺，宜进一步做哪些检查
   A. 血气检查
   B. 支气管激发试验
   C. 胸部CT
   D. 痰细胞病理学检查
   E. 纤维支气管镜检查
   F. 肺功能
   G. 病理学检查
3. 若支气管镜肺活检病理提示为右肺鳞癌，还应该进一步完善哪些检查
   A. 胸腔镜检查
   B. 全身骨扫描
   C. PET
   D. 纵隔镜检查
   E. 头颅CT或MRI
   F. 肺功能试验
4. 该患者的治疗可选
   A. 手术为主
   B. 化疗
   C. 分子靶向治疗
   D. 放射治疗
   E. 免疫抑制剂治疗
   F. 观察治疗
5. 若该患者欲寻求中医治疗，现证见咳嗽不畅，咳痰不爽，胸胁胀痛，面青唇暗，大便秘结，舌暗苔白，有瘀斑，脉弦，其证属
   A. 气滞血瘀证
   B. 阴虚毒热证
   C. 瘀毒内阻证
   D. 痰湿毒蕴证
   E. 气阴两虚证
   F. 气滞痰阻证
6. 该患者的首选方剂为
   A. 导痰汤
   B. 血府逐瘀汤
   C. 沙参麦冬汤
   D. 五味消毒饮
   E. 沙参麦冬汤
   F. 生脉散

中西医结合内科副主任/主任医师职称考试冲刺押题试卷

模拟试卷十二

辽宁科学技术出版社
LIAONING SCIENCE AND TECHNOLOGY PUBLISHING HOUSE
拂石医典
FU SHI MEDBOOK

一、单选题（每题1个得分点）

以下每道考题有5个备选答案，请选择1个最佳答案。共30~35道题（30~35分）。

1. 重型肝炎如何确诊
   A. 出现黄疸症状
   B. 尿胆素阳性
   C. 凝血酶原活动度低于40%
   D. 血象见血小板、白细胞及红细胞减少
   E. 肝浊音界缩小

2. 死亡率最高的败血症是
   A. 绿脓杆菌败血症
   B. 金黄色葡萄球菌败血症
   C. 大肠杆菌败血症
   D. 念珠菌败血症
   E. 大肠埃希菌败血症

3. 乙脑的实验室检查结果正确的是
   A. 外周血白细胞降低
   B. 脑脊液压力低
   C. 外周血中性粒细胞降低
   D. 脑脊液中蛋白质明显升高
   E. 脑脊液中糖及氯化物正常

4. 下列符合痰饮特点的是
   A. 胸胁饱满
   B. 身体疼痛沉重
   C. 短息不能平卧
   D. 胃肠沥沥有声
   E. 当汗出而不汗出

5. 下列不使用归脾汤的病证是
   A. 汗证心血不足证
   B. 便血气虚不摄证
   C. 郁证心脾两虚证
   D. 虚劳心血虚证
   E. 内伤发热血虚发热证

6. 感受邪气后缓慢发病的发病类型是
   A. 徐发
   B. 伏而后发
   C. 继发
   D. 复发
   E. 感邪即发

7. 下列不属于远志主治的是
   A. 失眠多梦
   B. 癫痫惊狂
   C. 乳房肿痛
   D. 喉痹
   E. 自汗盗汗

8. 脑血栓使用尿激酶的适应证不包括
   A. 年龄在18~80岁
   B. 确认无出血
   C. 发病6小时内
   D. 收缩压高于150mmHg或舒张压高于100mmHg
   E. 出现脑损伤体征大于1小时，小于3小时

9. 水中毒时当血浆渗透压低于260mOsm/L不会出现的症状是
   A. 疲倦
   B. 表情淡漠
   C. 头痛
   D. 恶心
   E. 食欲减退

10. 下列不是厚朴温中汤组成药物的是
    A. 陈皮
    B. 苏子
    C. 茯苓
    D. 干姜

E. 生姜

11. 柴胡疏肝散可用于
A. 胃癌肝胃不和证
B. 原发性肝癌气滞血瘀证
C. 溃疡性结肠炎肝郁脾虚证
D. 甲状腺功能亢进症气滞痰凝证
E. 上消化道出血肝火犯胃证

12. 急性肺脓肿的致病细菌多为
A. 厌氧菌
B. 支原体
C. 金黄色葡萄球菌
D. 真菌
E. 需氧菌

13. 氟马西尼是下列哪种中毒的特效解毒剂
A. 急性巴比妥类中毒
B. 急性苯二氮䓬类中毒
C. 急性非巴比妥非苯二氮䓬类中毒
D. 急性吩噻嗪类中毒
E. 有机磷杀虫剂中毒

14. 用药体现“行血则便脓自愈，调气则后重自除”的方剂是
A. 香连丸
B. 白头翁汤
C. 葛根黄芩黄连汤
D. 芍药汤
E. 驻车丸

15. “先入后出”的特点指的是
A. 清骨散
B. 当归六黄汤
C. 青蒿鳖甲汤
D. 秦艽鳖甲汤
E. 大补阴丸

16. 发热盗汗，面赤心烦，口干唇燥，大便干结，小便黄赤，方用
A. 导赤散
B. 青蒿鳖甲汤
C. 清骨散
D. 当归六黄汤
E. 大补阴丸

17. 小建中汤的君药为
A. 桂枝
B. 生姜
C. 芍药
D. 干姜
E. 饴糖

18. 下列温阳方剂中，偏于补血和血的方为
A. 理中丸
B. 黄芪建中汤
C. 大建中汤
D. 当归建中汤
E. 小建中汤

19. 山茱萸的性味是
A. 酸、涩，微温
B. 甘、涩，温
C. 甘、涩，平
D. 酸、涩，寒
E. 酸、甘，温

20. 既能温中回阳，又能温肺化饮的药物是
A. 生姜
B. 干姜
C. 炮姜
D. 煨姜
E. 高良姜

21. 患者曾发高热，热退而见口鼻、皮肤干燥，唇舌干燥，舌紫绛边有瘀斑、瘀点。其病机是
A. 津液不足
B. 津亏血瘀
C. 津枯血燥

D. 津停气阻
E. 气阴两亏

22. 目前认为，系统性红斑狼疮的主要发病机制是
A. 免疫紊乱
B. 遗传因素
C. 外伤不愈
D. 病毒感染
E. 药物损伤

23. 类风湿关节炎的基本病理改变为
A. 血管破损
B. 滑膜炎
C. 肌腱劳损
D. 骨质疏松
E. 肌无力

24. IgM 单独增高常见的病因是
A. 类风湿关节炎
B. 多发性骨髓瘤
C. 支气管哮喘
D. 原发性巨球蛋白血症
E. 获得性免疫缺陷综合征

25. 下列疾病，可见骨髓巨核细胞减少的是
A. 巨幼细胞贫血
B. ITP
C. 血友病
D. 缺铁性贫血
E. 急慢性再障

26. 巨幼细胞贫血舌面可见
A. 镜面舌
B. 牛肉样舌
C. 地图舌
D. 草莓舌
E. 黑毛舌

27. 一侧视神经萎缩，另一侧视乳头水肿，临床上常见的病因为
A. 一侧颞叶底部病变
B. 眶上裂附近病变
C. 视交叉蛛网膜炎
D. 一侧颞叶顶部病变
E. 一侧额叶底部肿瘤

28. 某患者处于深度睡眠，重刺激才能唤醒，反应迟钝，模糊作答，旋即熟睡。这种状态是
A. 昏迷
B. 嗜睡
C. 昏睡
D. 清醒障碍
E. 以上都不是

29. 内囊受损时感觉障碍的特点是
A. 同侧偏身感觉障碍
B. 交叉感觉障碍
C. 对侧单肢感觉障碍
D. 同侧单肢感觉障碍
E. 对侧偏身感觉障碍

30. 目前世界范围内最常见的原发性肾小球疾病是
A. IgA 肾病
B. 慢性肾炎
C. 急性肾炎
D. 急进型肾炎
E. FSGS

31. IgA 肾病起病常表现为
A. 高血压
B. 蛋白尿
C. 无症状性血尿
D. 水肿
E. 上呼吸道感染

32. IgA 肾病与非 IgA 系膜增生性肾炎的鉴别诊断有赖于

A. 肾活检
B. 肾 ECT
C. B 超
D. 彩超
E. 造影

33. 怀疑由急性糜烂性胃炎所致上消化道出血的患者，确诊可依据
A. 紧急胃肠钡餐检查
B. 在大出血后 24～48 小时内行紧急胃镜检查
C. 出血停止后行胃镜检查
D. 胃液分析
E. 剖腹探查

34. 胃癌最好发的部位是
A. 幽门管
B. 胃窦大弯侧
C. 胃体大弯侧
D. 胃窦小弯侧
E. 贲门小弯侧

35. 一男性患者，55 岁，进行性厌食和上腹部胀痛，面色苍白，日益消瘦，下肢轻微水肿，肝功能正常，大便隐血试验持续阳性，尿常规未发现异常。应首先考虑的诊断是
A. 慢性胃炎
B. 胃癌
C. 慢性肝炎
D. 胃溃疡
E. 肝癌

二、多选题（每题 2 个得分点）

以下每道考题有 5 个备选答案，每题至少有 2 个正确答案，多选、少选、漏选均不得分。共 15 道题（30 分）。

1. 下列新型抗癫痫药物的临床使用方法正确的是
A. 拉莫三嗪起始 25mg/d，维持 100～300mg/d
B. 加巴喷丁起始 30mg/d，维持 1200～3600mg/d
C. 托吡酯起始 25mg/d，维持 200～400mg/d
D. 氨己烯酸起始 250mg/d，维持 500～1000mg/d
E. 非氨酯起始 400mg/d，维持 1800～3600mg/d

2. 手术治疗癫痫的适应证有
A. 长时间患病，并且经过正规抗癫痫治疗两年以上无效
B. 癫痫灶在脑的主要功能区，且手术易于到达
C. 术后不会遗留严重神经功能障碍
D. 脑器质性病变所致的癫痫，可经手术切除病变者
E. 癫痫发作严重而频繁

3. 原发性肾病综合征最常见的临床病理类型有
A. 系膜增生性肾炎
B. 膜性肾病
C. 系膜毛细血管性肾炎
D. 微小病变型肾病
E. 肾小球局灶节段性硬化

4. 黄龙汤与补中益气汤的共同药物为
A. 陈皮
B. 当归
C. 黄芪
D. 人参
E. 厚朴

5. 下列属于小柴胡汤主治范围的是
A. 往来寒热
B. 默默不欲饮食
C. 妇人中风，热入血室
D. 吐酸苦水

E. 目眩咽干

6. 系统性红斑狼疮的肺脏损害有
A. 肺结核
B. 胸腔积液
C. 慢性呼吸衰竭
D. 狼疮肺炎
E. 肺间质性病变

7. 关于系统性红斑狼疮与类风湿关节炎病变的不同的描述，下列正确的是
A. 系统性红斑狼疮无晨僵、肿胀、疼痛
B. 骨质侵蚀少见，无关节畸形
C. 多伴有特征性皮疹
D. 无类风湿结节
E. 无肾脏损害

8. 积证瘀血内结证选方为
A. 逍遥散
B. 木香顺气丸
C. 鳖甲煎汤
D. 膈下逐瘀汤
E. 六君子汤

9. 门脉高压症的三大临床表现为
A. 脾肿大
B. 肝肿大
C. 腹水
D. 侧支循环的建立和开放
E. 上消化道出血

10. 呕吐痰饮内阻的选方
A. 吴茱萸汤
B. 苓桂术甘汤
C. 二陈平胃散
D. 半夏厚朴汤
E. 小半夏汤

11. 溃疡性结肠炎的常见症状有
A. 腹痛，里急后重
B. 发热
C. 低蛋白血症
D. 腹泻为主，排出含有血、脓和黏液的粪便
E. 排便后腹痛缓解

12. 患者低热，午后热甚，胸闷脘痞，全身重着，不思饮食，渴不欲饮，呕恶，黏滞不爽，舌苔白腻，脉濡数。应选择的方剂是
A. 黄连温胆汤
B. 中和汤
C. 青蒿鳖甲汤
D. 六味地黄丸
E. 吴茱萸汤

13. 腹痛的基本病机在于
A. 脏腑气机阻滞
B. 气血运行不畅
C. 气血不足，经脉失养
D. 情志不畅
E. 脾胃失和

14. 关于食管癌发生、发展的描述正确的是
A. 由鳞状上皮异型增生演化而来
B. 早期食管癌预后良好
C. 早期表现为原位癌
D. 可多中心起源
E. 早期食管癌症状轻微

15. 一贲门失弛缓症患者，病史10余年，近1个月症状加重，反复卧位食物反流。其治疗方法可为
A. 少食多餐
B. 饭后散步
C. 应用止吐药
D. 球囊扩张疗法
E. 食管下段及贲门肌层切开术

三、共用题干题（每个提问有1个得分点）

以下每道考题有2~6个提问，每个提问有5个备选答案，请选择一个最佳答案。共15~20问，注意总计有多少个提问，就得多少分（15~20分）。

（1~4题共用题干）

四逆者，手足不温也。《伤寒论》中主要有三“四逆”，四逆散、四逆汤及当归四逆汤。其中四逆汤之增减辨证更是灵活多变，其虽方名相似，然主证功用各不相同。

1. 因外邪传经，气机郁滞，阳气被遏，不达四肢所致之四逆方用
   A. 四逆散
   B. 四逆汤
   C. 当归四逆汤
   D. 通脉四逆汤
   E. 白通汤
2. 因阴寒内盛，阳气衰微，无力达四肢所致之四肢逆冷方用
   A. 四逆散
   B. 四逆汤
   C. 当归四逆汤
   D. 通脉四逆汤
   E. 白通汤
3. 因血虚受寒，寒凝经脉，血行不畅所致之四肢逆冷，方用
   A. 四逆散
   B. 四逆汤
   C. 当归四逆汤
   D. 通脉四逆汤
   E. 白通汤
4. 若少阴病，四肢厥逆，恶寒蜷卧，利止而余证仍在者，当用
   A. 四逆加人参汤
   B. 当归四逆汤
   C. 参附汤
   D. 通脉四逆汤
   E. 白通汤

（5~7题共用题干）

患者男性，63岁，农作时突发头痛，呕吐，右侧偏瘫，偏身感觉障碍和偏盲，体检显示血压180/110mmHg，体温37.5℃，双眼球无法向右侧同向凝视。既往高血压病史15年。脑CT显示大面积高密度阴影，诊为脑出血。

5. 该患者最有可能的出血部位是
   A. 脑叶出血
   B. 脑室出血
   C. 小脑出血
   D. 脑桥出血
   E. 内囊区出血
6. 下列不属于脑出血急性期治疗原则的是
   A. 保持安静，防止继续出血
   B. 降低颅压
   C. 调整血压，改善循环
   D. 控制血糖
   E. 防治并发症
7. 下列不符合脑出血手术指征的是
   A. 双侧瞳孔散大、去大脑强直或脑桥出血
   B. 昏迷不深，瞳孔等大，偏瘫，内科治疗后病情恶化，颅内压继续增高伴脑干受压体征
   C. 脑叶出血血肿超过40ml，有中线移位或明显颅内压增高
   D. 脑室出血致梗阻性脑积水
   E. 小脑出血血肿超过15ml

（8~10题共用题干）

患者男，32岁。左腹肿胀3个月，渐进加重，就诊后体检脾脏肿大。辅助检查：WBC 34.32×10^9/L，骨髓检查示骨髓增生极度活跃，Ph染色体阳性，BCR－ABL融合基因阳性。现证见：面色萎黄，头晕眼花，心悸，疲乏无力，气短懒言，自汗，食欲减退，舌淡苔白，脉细。

8. 该患者的疾病诊断及中医证型是
   A. 慢性粒细胞性白血病，气血两虚证
   B. 慢性粒细胞性白血病，瘀血内阻证

C. 急性白血病，痰热瘀阻证
D. 再生障碍性贫血，气血两虚证
E. 急性白血病，气阴两虚证

9. 该患者的中医治疗方案当选
A. 滋阴清热
B. 解毒祛瘀
C. 活血化瘀
D. 补益气血
E. 清热解毒

10. 中西医结合治疗方案首选下列哪项
A. 羟基脲、青蒿鳖甲汤
B. 羟基脲、八珍汤
C. 白消安、青蒿鳖甲汤
D. 干扰素 -α、八珍汤
E. 甲磺酸伊马替尼、犀角地黄汤

(11～13 题共用题干)
患者，女性，54 岁。慢性肝炎史 20 余年。2 个月前出现腹大，未予以重视，后渐进加重，遂就诊。现证见腹大，皮肤紧张，可见散在青筋，叩之如鼓，按之不坚，胁下胀满疼痛，可及瘕块，纳食减少，食后作胀，嗳气不爽，小便短少，周身皮肤发黄，双下肢轻微浮肿，苔白腻，脉弦。

11. 其中医诊断是
A. 痞满
B. 积聚
C. 黄疸
D. 胁痛
E. 鼓胀

12. 其中医证型是
A. 水湿困脾证
B. 气滞湿阻证
C. 阳虚水盛证
D. 瘀结水留证
E. 脾肾阳虚证

13. 治疗应首选的方剂是
A. 调营饮
B. 中满分消丸合茵陈蒿汤
C. 柴胡疏肝散合胃苓汤
D. 实脾饮
E. 附子理中丸

(14～16 题共用题干)
患者，女性，61 岁。3 个月前出现阵发性心悸心慌，近 1 周加重，遂就诊。查体见心尖搏动向左下移位，搏动明显，呈抬举性，有水冲脉，在胸骨左缘 3、4 肋间隙可闻及叹气样递减型舒张期杂音。在心尖区可闻及吹风样舒张期杂音，X 线检查示：左室扩大和升主动脉扩张。中医症见：心悸气短，倦怠乏力，头晕目眩，面色无华，动则汗出，自汗或盗汗，夜寐不宁，口干，舌红苔白，脉细数。

14. 其最可能的诊断是
A. 二尖瓣狭窄
B. 主动脉瓣狭窄
C. 二尖瓣关闭不全
D. 主动脉瓣关闭不全
E. 室间隔缺损

15. 其中医证型是
A. 气阴两虚证
B. 心肾阳虚证
C. 气虚血瘀证
D. 阳虚水泛证
E. 心阳虚脱证

16. 治疗应首选的方剂是
A. 独参汤合桃仁红花煎
B. 炙甘草汤
C. 参附汤合五苓散
D. 真武汤合葶苈大枣泻肺汤
E. 参附汤

(17～19 题共用题干)
患者，女性，64 岁。因咳嗽、痰中带血 2 个月就诊。X 线显示横行 S 形下缘。其中医证见咳嗽无力，痰中带血，神疲乏力，时有心悸，汗出气短，口干，手足心热，纳呆脘胀，舌红苔薄，脉细数。

17. 其病证结合诊断是

A. 血行散播型肺结核，气滞血瘀证
B. 急性粟粒型肺结核，痰湿毒蕴证
C. 肺炎，痰热壅肺证
D. 支气管肺癌，气阴两虚证
E. 支气管肺癌，阴虚毒热证

18. 其中医治法是
A. 祛湿化痰，清热解毒
B. 活血散瘀，行气化滞
C. 益气养阴，化痰散结
D. 清热解毒，活血化瘀
E. 益气温阳，行气化痰

19. 其治疗首选方剂是
A. 三子养亲汤
B. 血府逐瘀汤
C. 导痰汤
D. 二陈汤
E. 沙参麦冬汤

四、案例分析题

每个案例至少有3个提问，每个提问多个备选答案，其中正确答案有1个或几个，每选择一个正确答案得1个得分点，每选择一个错误答案扣1个得分点，直至扣至本提问得分点为0。注意：总计有多少个正确答案，就得多少分（15~20分）。

（1~4题共用题干）

患者，男性，45岁。上腹痛反复发作10年，餐后可缓解，近期加重。3小时前进食后突然出现中上腹剧痛疼痛，伴有发热及少量呕血，呕血后疼痛略有减轻。查体：体温37.9℃，脉搏102次/分，呼吸23次/分，血压99/63mmHg，神志清楚，皮肤巩膜无黄染，心肺查体无异常；腹壁紧张，全腹有压痛及反跳痛，肝浊音界消失，肠鸣音减弱。

1. 该患者初步诊断考虑
A. 十二指肠溃疡
B. 胃溃疡
C. 胆囊炎
D. 胰腺炎
E. 消化道出血
F. 幽门梗阻
G. 胃癌

2. 根据上述临床表现及查体，对该患者应采取的治疗措施有
A. 输血
B. 胃肠减压
C. 充分补液
D. 静脉用PPI
E. 使用糖皮质激素抗炎
F. 充分抗生素
G. 禁食
H. 积极止血

3. 若该患者出现以下哪些情况时则需进行手术
A. 慢性穿透溃疡
B. 急性穿孔
C. 水肿性幽门梗阻
D. 胃溃疡疑有癌变
E. 经严格内科治疗而不愈的顽固性溃疡
F. 瘢痕性幽门梗阻

4. 待该患者体温、血压正常，病情稳定后，寻求中医治疗，证见胃痛隐隐，喜温喜按，畏寒肢冷，腹胀便溏，舌淡胖有齿痕，苔白，脉缓。针对其溃疡的长期治疗可选用的药物有
A. 质子泵抑制剂
B. 枸橼酸铋钾
C. 抗生素
D. 糖皮质激素
E. NSAIDs
F. 黄芪建中汤
G. 一贯煎
H. 附子理中丸
I. 活络效灵丹